高血压辨证施治 100 问

主 编 李 健

同济大学 出版社
TONGJI UNIVERSITY PRESS

内 容 简 介

本书通过问答的方式浅显易懂地介绍了高血压的病因、临床表现、诊断、治疗和预防,帮助普通读者了解高血压的知识,在生活中达到防治高血压的目的。

图书在版编目(CIP)数据

高血压辨证施治100问/ 李健主编. —— 上海:同济大学出版社,2018.9
ISBN 978-7-5608-8098-3

Ⅰ.①高… Ⅱ.①李… Ⅲ.①高血压—辨证论治—问题解答 Ⅳ.①R259.441-44

中国版本图书馆 CIP 数据核字(2018)第 185343 号

高血压辨证施治 100 问
李 健 主编
责任编辑 赵 黎 **责任校对** 张德胜 **封面设计** 陈益平

出版发行	同济大学出版社	www.TongjiPress.com.cn
	(地址:上海市四平路 1239 号 邮编:200092 电话:021-65985622)	
经 销	全国各地新华书店	
排 版	南京月叶图文制作有限公司	
印 刷	江苏凤凰数码印务有限公司	
开 本	787 mm×1 092 mm 1/16	
印 张	3.875	
字 数	87 000	
版 次	2018 年 9 月第 1 版 2018 年 9 月第 1 次印刷	
书 号	ISBN 978-7-5608-8098-3	

定 价 18.00 元

Contents 目录

1 什么是高血压？高血压的主要危害是什么？

高血压的定义（2017 年《中国高血压防治指南》）：

（1）诊室血压：在未用抗高血压药的情况下，非同日 3 次测量，收缩压≥140 mmHg 和（或）舒张压≥90 mmHg，可诊断为高血压。患者既往有高血压史，现正在服抗高血压药，虽血压＜140/90 mmHg，仍诊断为高血压。

（2）家庭血压≥135/85 mmHg。

（3）动态血压白天平均值≥135/85 mmHg，或 24 h 平均值≥130/80 mmHg 诊断为高血压。

高血压病是常见的心血管病，随着人们生活水平的提高，高血压病的发病率也明显增高。

高血压病如果不进行正规治疗，患者比血压正常者平均寿命可缩短 20 年。

高血压病有"三高"，包括以下三点：

① 发病率高。目前全球约有 6 亿高血压病患者。中国约有 1.1 亿高血压病患者。

② 致残率高。中国高血压病所致脑卒中每年就有 6.0 万人，其发病率居世界第 2 位。在这些脑卒中患者中，约有 75% 的患者可不同程度丧失劳动力，40% 造成重度残废。

③ 病死率高。高血压病患者的血压对患者的心、脑、肾以及血管等重要脏器造成缓慢损害，当血压持续升高多年后，就引起全身血管以及心、脑、肾等器官的严重病理变化，可发生心绞痛、心肌梗

死、心力衰竭、脑梗死、脑出血、肾功能衰竭等严重并发症,甚至导致死亡。

2 高血压和高血压病是一回事么?

　　人们经常将高血压和高血压病混同起来,认为只要发现血压升高就是高血压病,或者将高血压病简称为高血压。其实高血压和高血压病是两个不同的概念。高血压只是一个症状,并不是一个独立的疾病。许多疾病,如急慢性肾小球肾炎、肾盂肾炎、颅脑疾病、内分泌疾病、血管性疾病以及妊娠中毒症等都可以引起血压升高的症状。由于这种高血压是继发于以上疾病后出现的,又称继发性高血压或症状性高血压,而引起这种高血压的疾病医学上统称原发病。

　　高血压病是一种独立的疾病,它是以动脉血压升高为主要症状的一种全身性疾病,这类高血压患者约占所有血压升高患者的90%以上,它可以引起许多并发症。高血压病的发病原因比较复杂,至今还没有完全阐明。长期高血压还可以成为多种心血管疾病的重要危险因素,并影响重要脏器如心、脑、肾的功能,最终可导致这些器官的功能衰竭,同时也是心血管疾病死亡的主要原因之一。

3 什么样的人容易患高血压病?

(1) 父母、兄弟、姐妹等家属有高血压病史者;

(2) 肥胖者;

(3) 过分摄取盐分者;

(4) 过度饮酒者;

(5) 孤独者易患高血压病(孤独感会使年龄超过 50 岁的中老年人患高血压病的概率增加)。

4 引起高血压病的原因是什么?

高血压可分为原发性和继发性两大类。在绝大多数患者中,高血压的病因不明,称之为原发性高血压,占总高血压患者的 90%～95%;在 5%～10% 患者中,血压升高是某些疾病的一种临床表现,本身有明确而独立的病因,血压可暂时性或持久性升高,称为继发性高血压,又称为症状性高血压。

(1) 原发性高血压的原因

① 遗传。高血压是一种具有遗传因素的疾病,根据临床调查分析,有将近 33% 的高血压患者都是由于遗传病因导致的。如果既有家族病史,又有不良嗜好的,更容易诱发高血压。

② 年龄。发病率有随年龄增长而增高的趋势,40 岁以上者发

病率高。通常年龄比较大的人是高血压发病的高危人群,这是临床上常见的一种现象。一般来说,年龄越大的人患上高血压的危险越大。很多中老年人是十分容易受到高血压侵害的。由此可见,这是一种与高血压的发病具有紧密关系的因素。

③ 性别。从青春期开始,男性血压倾向于一个较高的平均水平。这种差异在青年人和中年人中最为明显。中年后,女性高血压发生所占比率的改变,这主要与女性激素变化有关。

④ 体重。肥胖者发病率高,大多数高血压病的患者,脂肪都比较多。人体的肥胖可以使脂肪的含量加大,对身体本身就会造成很大的负担,而且体重的增加,会对心脏造成更大的负荷,血容量的增加也会导致血管的阻力增加。所以,肥胖对于高血压的发病有不可忽略的作用。

⑤ 食盐。摄入食盐多者,高血压发病率高,摄入食盐量 20 g/d 发病率为 30%。所以,摄入过多的盐也是导致高血压的因素之一。此外,钾和钙食量过低、优质蛋白质的摄入不足,也被认为使血压升高的因素之一。

⑥ 精神刺激。这是为什么农村的老年人没有城市的老年人患高血压病多的重要原因之一。在农村噪声污染很少见,并且农民的生活简单、自由。他们没有在大城市里谋生活的压力,精神上就比较放松,患高血压的概率就小了;而且脑力劳动的人比体力劳动的人更易患高血压。精神压力大,体内的儿茶酚胺分泌增多,它们会引起血管的收缩,心脏负荷加重,引发高血压。所以,我们要学会放松自己,在选择住宅上关注环境安静。

⑦ 吸烟。吸烟是很多疾病的诱发因素,其中之一就是高血压。长期吸烟能引起小动脉持续收缩,形成小动脉硬化,引起血压升高。据测:吸两支烟 10 min 后由于肾上腺素和去甲肾上腺素的分

泌增加,而使心跳加快,收缩压和舒张压均升高。吸烟者易患恶性高血压,而且烟叶中尼古丁影响降压药的疗效,不利于高血压的治疗。

⑧ 饮酒。过量饮酒量与血压之间存在剂量-反应的关系,随着饮酒量的增加,收缩压和舒张压也逐渐升高,长期这样,高血压发病率增大。过度饮酒还有导致脑卒中的危险。中国高血压防治指南建议男性每日饮酒不超过 30 mg(约 1 两白酒),女性应不超过 20 mg。

⑨ 避孕药。服避孕药妇女血压升高发生率及程度与服用时间长短有关。35 岁以上易出现血压升高。口服避孕药引起的高血压一般为轻度,可逆转,在终止服用避孕药 3~6 个月后血压常恢复正常。

⑩ 阻塞性睡眠呼吸暂停综合征(obstructive sleep apnea syndrome, OSAS)。指睡眠期间反复发生发作性呼吸暂停。OSAS 常伴有重度打鼾,其病因主要是上呼吸道咽部肌肉收缩或狭窄、腺样体和扁桃腺组织增生、舌根部脂肪浸润后垂以及下腭畸形。OSAS 患者 50% 有高血压,血压与 OSAS 病程高度相关。

(2)继发性高血压的原因

① 肾脏疾病。肾小球肾炎、慢性肾盂肾炎、先天性肾脏病变、继发性肾脏病变、肾动脉狭窄、肾肿瘤。

② 内分泌疾病。皮质醇增多症、嗜铬细胞瘤、原发性醛固酮增多症、肾上腺性变态综合征、甲状腺功能亢进、甲状腺功能减退、甲状旁腺功能亢进、垂体前叶功能亢进、绝经期综合征。

③ 心血管病变。主动脉瓣关闭不全、完全性房室传导阻滞、主动脉缩窄、多发性大动脉炎。

④ 颅脑病变。脑肿瘤、脑外伤、脑干感染。

⑤ 其他。妊娠高血压综合征、红细胞增多症、药物（包括糖皮质激素、拟交感神经药、甘草等）。

5　高血压病对人们健康产生哪些不利影响？

血压持续升高，伴有血脂异常、肥胖、高血糖、年龄偏大、吸烟并缺少活动，有心脑血管疾病的家族史，都是影响高血压患者预后的因素，这些危险因素越多，预后就越差。其次，高血压所致的心、脑、肾、眼底等并发症也影响高血压病患者的预后。高血压病患者的死亡原因主要是基础血管并发症最多，其次是心脏并发症。

6　有没有无症状的高血压病？

近一半的高血压病患者没有症状。许多高血压病患者是在一般体格检查中或在其他疾病诊治过程中被发现的。在确诊为高血压病的患者中近 40％ 无自觉症状，说明血压高未必就产生症状，但是对自身健康早已产生了负面的影响。

　　高血压病患者病情轻的,一般只出现头晕,或轻度眩晕;如病情重的,则头重脚轻,甚至站立不稳。其他常见的还有头痛、头胀、心悸、失眠、耳鸣、眼花、肢体麻木、肌肉酸痛、鼻出血等症状。有早期症状时一定要重视,否则继续发展会有后遗症的出现。比如,有眩晕感觉的老年人应特别注意,因为眩晕可能是脑卒中等其他疾病的先兆。

　　高血压病的早期症状具有隐蔽性,加上很多人对高血压病的知识了解不多,自我保健意识不强,直到疾病发展到一定程度或引起较严重的临床症状时,才到医院就诊。有人把高血压病比喻成"无声杀手",因为它不像有些病,先让人感到痛苦使人警觉。那些突发脑卒中或心肌梗死的患者,大部分都是本身有高血压病所导致的。其实,高血压病并非无任何症状可循,其早期高血压病信号如下:

　　① 枕后头胀痛。血压的机械作用使血管异常扩张,刺激动脉壁的痛觉感受器,引起头痛。

　　② 阵发性眩晕。指高血压发作时以头晕、眼花为主要表现。主要是长期血压升高导致血管弹性变差,管壁变硬,加之动脉粥样硬化,若合并高血脂、血黏度增高均会影响血流通畅。长此以往,人体始终得不到足够的血氧供应,诱发眩晕。

　　③ 胸闷不舒畅。这是由于患者的心脏受高血压的影响发生了功能变化。如果长期随血压升高,总有一天会疲惫不堪,致使左心室扩张或心肌肥厚,进而发生心肌缺血和心律失常。如此,恶性循

环,会出现胸闷心悸、呼吸困难等严重情况。

④ 肢体麻木。高血压病患者因血管舒缩功能紊乱或动脉硬化等原因,会引起肢体局部供血不足,特别是长期高血压得不到良好控制就容易损伤脑血管,出现肢体麻木,甚至激发脑血管意外。

综上所述,一旦出现头晕、头痛或上述其他症状,患者最好及时测量血压,警惕和预防高血压的发生。一旦发现高血压倾向,应及早到医院检查,以便明确诊断,接受早期治疗。

8 高血压病的常见症状有哪些?

高血压病的症状因人而异。早期可能无症状或症状不明显,仅仅会在劳累、精神紧张、情绪波动后发生血压升高,并在休息后恢复正常。随着病程延长,血压明显地持续升高,逐渐会出现各种症状。常见的临床症状有头痛、头晕、注意力不集中、记忆力减退、肢体麻木、夜尿增多、心悸、胸闷、乏力等。

头晕和头痛是高血压病最多见的脑部症状,大部分患者表现为持续性不适感,经常头晕则妨碍思考,工作效率降低,注意力不集中,记忆力下降,尤以近期记忆力减退明显。长期的高血压导致脑供血不足,也是引起头晕的原因之一。对于那些长期血压增高的患者,由于血压升高是渐进的,所以,患者在血压缓慢的升高过程中产生了适应性,在服用降压药将血压降至正常时,反而表现为血压回到正常值时脑血管却不适应而产生头晕。当血压降得太低时,也会感到头晕,这与脑供血不足有关。头痛可表现为持续性纯痛或搏动性胀痛,有时甚至引起恶心、呕吐,这大多是因血压突然升高使头部血管反射性强烈收缩所致,疼痛的部位可在两侧太阳穴或后脑。

出现胸闷、心悸,意味着患者的心脏受到了血压升高的影响。血压长期升高会导致左心室扩张或者心肌肥厚,这都会使心脏的负担加重,进而发生心肌缺血和心律失常,患者就会感到胸闷、心悸。

另外,由于脑神经功能紊乱,可出现烦躁、心悸、失眠、易激动等症状;全身小动脉痉挛以及肢体肌肉供血不足,可导致肢体麻木,颈背肌肉紧张、酸痛;鼻中隔部位血管原有缺陷的患者易发生鼻出血。

当血压突然升高到一定程度时甚至会出现剧烈头痛、呕吐、心悸、眩晕等症状,严重时会发生神志不清、抽搐。这就属于急进型高血压和高血压危重症,多会在短期内发生严重的心、脑、肾等器官的损害和病变,如脑卒中、心肌梗死、肾功能衰竭等。

因此,一旦出现上述症状时,必须尽早检查治疗,以防止靶器官损害以及预防高血压危象或高血压脑病的发生。有不少高血压病患者不论是在早期或已有严重高血压时,都无自觉症状,直至发生脑卒中或因患其他疾病测血压时才发现,那时就太晚了。所以,进行定期体格检查,以早期诊断治疗高血压病对维护身体健康是必不可少的。

9　低血压状态的表现有哪些?

收缩压低于90 mmHg和(或)舒张压低于60 mmHg,称为低血压状态。

低血压状态的患者主要临床表现:早期症状可有头晕、头痛、食欲不振、疲劳、脸色苍白、消化不良、晕车晕船等;严重症状包括直立性眩晕、四肢冷、心悸、呼吸困难、发音含糊甚至昏厥,需长期卧床。这些症状主要因血压下降,导致血液循环缓慢,远端毛细血管缺血,以致影响组织细胞氧气和营养的供应,影响二氧化碳及代谢废物的排泄,尤其影响了大脑和心脏的血液供应。长期如此使机体功能大大下降,主要危害包括视力、听力下降,诱发或加重老年性痴呆,头晕、昏厥、跌倒,骨折发生率大大增加。乏力、精神疲惫、心情压抑、忧郁等情况经常发生,影响了患者生活质量。低血压可能导致与脑梗死和心肌梗死。直立性低血压病情严重时,患者可出现血压迅速下降,发生晕厥。

10　高血压病的常见并发症有哪些?

高血压病患者由于动脉压持续性升高,引发全身小动脉硬化,从而影响组织器官的血液供应,造成各种严重的后果,成为高血压病的并发症。在高血压的各种并发症中,以心、脑、肾的损害最为显著,收缩压或舒张压愈高,心、脑、肾等器官的损害愈严重,常见并发症的发生率和病死率愈高。如果高血压患者未及时诊治,经5～8年后往往加重全身大动脉和中小动脉血管的缓慢硬化,会逐渐出现脑、心、肾、眼视网膜动脉和周围动脉的并发症。

(1)脑卒中 高血压是引发脑卒中的首要危险因素。脑卒中致残、致死率极高。高血压病患者血压越高,脑卒中的发生率越高。高血压患者都有动脉硬化的病存在,如脑动脉硬化到一定程度时,一旦有情绪激动就容易发生脑卒中。凡高血压病患者在过度用力、愤怒、情绪激动的诱因下,出现头晕、头痛、恶心、麻木、乏力等症状,要高度怀疑脑卒中的可能,此时,应立即将患者送往医院检查。

(2)高血压性心脏病 长期血压升高,由于左心室负荷增加,往往出现心室间隔和左室壁的肥厚,使左心室的顺应性降低。冠状动脉硬化的结果使心肌缺血性损害加重,临床上呈现心绞痛、心肌梗死、各种心律失常,高血压性心脏病各期可合并心力衰竭甚至导致突然死亡。

(3)肾损害 肾和高血压之间的关系既密切又复杂。一般原发性高血压病持续稳定地发展,5～10年后可出现不同程度的肾小动脉硬化,而肾功能异常又是维持和加重高血压的重要因素,甚至相互促进构成恶性循环,最后死于肾衰竭。急骤发展的高血压可引起广泛的肾小动脉弥散性病变,导致肾小动脉硬化,从而迅速发展为尿毒症。

(4)主动脉夹层 约70%的主动脉夹层患者有高血压病史。这可能与主动脉壁长期负荷过重、胶原和弹性组织常发生囊样变性或坏死有关。此并发症预后严重,如不及时诊断和治疗,病死率相当高。

（5）其他血管病变　高血压病往往出现视网膜动脉的病变，早期出现眼底动脉的痉挛，继之发生硬化，严重血压升高时可伴有眼底出血、渗出及视乳头水肿等。患者的颈动脉、椎基底动脉及下肢动脉均可形成硬化性狭窄，造成脑部供血不足或引起间歇性跛行。

预防高血压引起的并发症需注意以下几点：①血压要控制在一个比较稳定的范围内。只要适当控制高血压，上述高血压并发症的发生率可明显降低。②要使血压稳定，除了健康的生活方式，必要时需服用降压药物。③要排除一切危险因素，戒除不良生活习惯。④控制食盐用量，膳食结构合理，坚持锻炼，定期进行健康检查。

11　如何准确地测量血压？

由于血压的特点是有明显波动性，需要在连续几天的不同时间多次反复测量才可判断血压变化是否为持续性。目前使用以下3种方法评价血压水平：

（1）诊所偶测血压

诊所偶测血压是目前临床诊断高血压和分级的标准方法，由医护人员在标准条件下按统一的规范进行测量。具体的要求如下：

① 测量血压的环境应安静、温度适当。测量前至少休息5 min。测前半小时禁止吸烟，禁饮浓茶或咖啡，小便排空。避免紧张、焦虑、情绪激动或疼痛发生。

② 被测者一般采取坐位,测右上臂,全身肌肉放松;不应将过多或太厚的衣袖推卷上去,挤压在袖带之上。肘部应置于心脏同一水平上。

③ 袖带的气囊应环绕上臂的 80%,袖带下缘应在肘弯上2.5 cm。将听诊器胸件置于袖带下肘窝处肱动脉上,轻按使听诊器和皮肤全面接触,不能压得太重。

④ 测量时快速充气,气囊内压力应达到使手腕桡动脉脉搏消失,并再升高 30 mmHg 然后缓慢放气,使水银柱以恒定的速度下降(2~5 mmHg/s)。以听到第 1 个响声时水银柱凸面高度的刻度数值作为收缩压;以声音消失时的读数为舒张压。儿童、妊娠、严重贫血或主动脉瓣关闭不全等情况下,听诊声音不消失,此时改定为以变音为舒张压。取得舒张压读数后,快速放气至零(0)水平。

⑤ 应重复测两次,每次相隔 2 min。取两次读数的平均值记录。如果两次读数的收缩压或舒张压读数相差大于 5 mmHg,应再隔 2 min,测第 3 次,然后取 3 次读数的平均值。

(2)自我测量血压

自我测量血压是受测者在家中或其他环境里给自己测量血压,简称自测血压。自测血压有以下六大意义:

① 区别持续性和"白大衣"高血压。在家中自测的血压值不应超过 135/85 mmHg。

② 评估抗高血压药物的疗效。

③ 改善患者对治疗的依从性。

④ 可能降低治疗费用。

⑤ 自测血压具有时间上的灵活性。例如,部分高血压病患者血压多在早晨 5:00~6:00 点或晚间 19:00~20:00 点升高,依靠诊室偶测血压易漏诊,而自测血压易于发现。

⑥ 可经常性观测。随时了解治疗中血压的变化,为诊疗提供更加完善的资料。

自测血压的具体方法与诊所偶测血压基本上相同。可以采用水银柱血压计,但必须培训柯氏音听诊法。一般推荐使用符合国际标准(BHS 和 AAMI)的上臂式全自动或半自动电子血压计。不推荐使用手腕式和指套式电子血压计。自测血压时,也以两次读数的平均值记录,同时记录测量日期、时间、地点和活动情况。一般而言,自测血压值低于诊所血压值。目前尚无统一的自测血压正常值,推荐 135/85 mmHg 为正常上限参考值。

(3) 动态血压监测

动态血压监测应使用符合国际标准(BHS 和 AAMI)的监测仪。受测者处在日常生活状态下。测压间隔时间 15～30 min,白昼与夜间的测压间隔时间尽量相同。一般监测 24 h,如果仅作诊断评价,可以只监测白昼血压。

动态血压监测提供 24 h、白昼与夜间各时间段血压的平均值和离散度,能较敏感、客观地反映实际的血压水平、血压变异性和血压昼夜节律,与靶器官损害以及预后比诊所偶测血压有更密切的关系。

12 什么是清晨高血压? 针对清晨高血压的降压治疗应该注意什么?

许多老年高血压病的血压变化特点为清晨起床后血压攀升,到了上午的 8:00～10:00 时达到最高值,而晚上血压开始下降,到了后半夜血压呈现最低值。

假如在清晨至上午的这段时间内血压持续超过 135/85 mmHg，这一类型的高血压病便可称为清晨高血压。

针对清晨高血压的降压治疗，注意事项有三点：

一是合理选择降压药。

近年来的医学研究证实，长效血管紧张素转换酶抑制剂（ACEⅠ）如赖诺普利、依那普利，血管紧张素Ⅱ受体拮抗剂如坎地沙坦和长效的钙拮抗剂如硝苯地平缓释片等，每日只需服用 1 次就能够取得 24 h 稳定控制血压的作用，对防止血压波动，控制清晨血压增高十分有益，可作为首选降压药。

二是把握正确的服药时间。

医学专家指出，对清晨高血压患者来说，早上 7:00 时左右服用降压药可明显抑制血压攀升，降低因血压增高引发的心血管病危险，所以，患者应在清晨服用降压药。

三是要将药物疗法与非药物疗法密切结合起来。

非药物疗法重在限制食盐、脂肪的摄入，戒除烟酒、开展体育运动和保持乐观情绪，患者要在日常生活中做到这些。

13　高血压病怎样分期？

高血压病通常根据血压与受损器官（心、脑、肾等）损害的程度进行分期。中国高血压分期标准将高血压病分为三期：

（1）第一期的特点　血压升高，超过高血压的诊断标准，但是心脏、脑、肾脏等脏器无损害（也就是心脏尚无扩大，肾脏功能正常,也无蛋白尿、血尿及管型尿,无脑血管意外的表现。眼底、心电图、X线均无异常)。换言之,第一期患者,仅仅是血压升高。

(2) 第二期的特点　血压升高,超过高血压诊断标准,并伴有下列一项者:

① 左心室肥厚(体检心界向左下扩大,X线、心电图或超声心动图可证实);

② 尿蛋白或血肌酐轻度升高;

③ 眼底动脉普遍或局部痉挛、狭窄。

(3) 第三期的特点　血压持续升高,并有下列一项者:

① 高血压脑病或脑溢血、脑梗死;

② 心力衰竭(心功能不全);

③ 肾功能衰竭(尿毒症);

④ 眼底出血或渗出、视乳头水肿。

如若医师和高血压病患者都能掌握高血压分期,根据不同时期进行针对性治疗,包括非药物治疗和药物治疗,可取得理想的疗效,从而改善高血压的预后。

14　各种类型的高血压有哪些特点?

(1) 继发性高血压　继发性高血压又称症状性高血压,约占高血压患者总人数的 5%～10%。但其病因明确,如能及时诊断,彻底去除病因,血压可以基本控制,部分患者可以根治。临床上继发性高血压的病因有肾性高血压、内分泌疾病引起、妊娠引起、药物引起等。

（2）收缩期高血压　收缩期高血压是指舒张压正常而收缩压增高的情况，又称单纯性收缩期高血压。一般认为，在儿童和青少年，收缩压＞140 mmHg、舒张压＜90 mmHg 或收缩压超过各年龄组正常的 95%；在中年或老年人，收缩压＞160 mmHg、舒张压＜95 mmHg，即认为是收缩期高血压。

（3）临界高血压　正常血压和高血压之间并无明确的分界线，而有一过度值范围，这一范围的血压值称之为临界性高血压或边缘性高血压。根据最新的标准，临界高血压指收缩压为 140～149 mmHg，舒张压为 90～94 mmHg 的血压值，属于 1 级高血压亚组。另有部分人收缩压处于 140～149 mmHg，而舒张压≤90 mmHg为正常范围，则诊断为临界收缩期高血压，属于单纯收缩期高血压亚组。临界高血压属于高血压的一种，不能理解为高血压的早期或前期。

（4）假性高血压　如果动脉壁硬化，不宜用一般正常压力阻断管内液体，而要用很高的压力才能压扁管道甚至阻断血流，这样听到柯氏音后所确定的血压值就会偏高甚至很高。而用直接法测量动脉内压力则正常，这种"高血压"被称之为假性高血压。

（5）潜在性高血压　在某些"健康"人群中，平时并不呈现任何高血压症状，但给以应激负荷后，则出现血压增高，超过正常范围，称之为潜在性高血压。

（6）"白大衣"高血压　某些患者仅在门诊室医师诊病时血压显著增高，而由患者自己或家属在家中测量或用自动装置记录24 h的血压时大部分时间的血压却是正常或接近正常的。这种"高血压"称为门诊高血压，又称"白大衣高血压"。

（7）高原性高血压　高原性高血压就是在高原发生的高血压。

凡在海拔 3 km 以上的高原,血压持续超过正常范围(特别是舒张压升高多见),伴有高血压症状,并能排除其他原因所致高血压,返回地面后不经降压处理血压很快能恢复正常,就可诊断为高原性高血压。

(8)盐敏感性高血压 盐敏感性高血压可定义为相对高盐摄入所引起的血压升高。

(9)儿童高血压 中国儿童高血压的发病率在 1‰ 左右。儿童的血压随年龄明显上升。儿童高血压患者中一半有家族史,肥胖病例占一半。由于儿童血压波动性较大,所以需要反复测量,不能轻易下诊断。

(10)青年人高血压 据统计,青年人高血压的患病率约为 5‰。青年人高血压大部分是原发性高血压外,约有 20% 的人属于继发性高血压。

(11)老年性高血压 年龄 >60 岁者(西方国家老年人概念为年龄 >65 岁)血压超过正常范围,即收缩压 ≥140 mmHg 和(或)舒张压 ≥90 mmHg,老年高血压单纯收缩压增高多见,且女性多于男性。

(12)轻型高血压 轻型高血压指在安静状态下舒张压持续在 90~104 mmHg 水平而无明显心脏或其他器官损害的高血压。临界高血压约占轻型高血压患者的半数。

(13)肥胖型高血压 有一部分高血压人群体型肥胖,只要控制热卡摄入及减轻体重就可使血压明显下降或接近正常,这种高血压称为肥胖型高血压。

(14)缓进型高血压 这类高血压患者病情进展很慢,病程多为 20~40 年,因起病隐匿,病程进展缓慢而得名。常常在较长的一段时间里只有血压升高,而没有心脏、肾脏、脑等损害或其他的表现,故又称为良性高血压。部分患者可能在这些高血压的并发症出现以前就死于其他疾病。但也有 5% 的患者病情加重,可能发展成恶性高血压。

（15）急进型高血压　本病过去又称恶性高血压,其临床表现基本与缓进型高血压相似,急进型高血压的病是指病情一开始即为急剧进展或经数年的缓慢过程后突然迅速发展的高血压病。通常平均存活 1 年左右,但如果及早采取积极治疗措施,可使 5 年正常率达到 20%~50%。如得不到及时治疗,往往危及生命,要引起重视。

（16）恶性高血压　恶性高血压是指以严重的高舒张压(常超过 130 mmHg)、视乳头水肿、肾功能不全和小动脉病理变化为特征的一类高血压。

（17）急进型恶性高血压　急进型恶性高血压病情急骤发展,血压显著升高,以舒张压更为明显,常在 130 mmHg 以上;并且眼底检查有视网膜渗出、出血及(或)视乳头水肿;不同程度的脑血管意外、心力衰竭及进行性肾功能衰竭的症状、体征、实验室检查异常等特征。

（18）顽固性高血压　大多数高血压病患者经过抗高血压药物治疗后,血压可以控制在满意水平,而其中部分患者在改善生活方式的基础上,应用了足量且合理的、联合的 3 种降压药物(包括利尿剂)后,血压仍在目标水平之上,或至少需要 4 种降压药物才能使血压达标时称之为"顽固性"高血压,也有人称"难治性"高血压。

15　高血压病需要做哪些检查?

　　高血压病的实验室包括血液实验室检查、尿常规实验室检查、尿糖血糖测定、血清电解质检查、血尿皮质醇与醛固酮水平测定、肝功能检查、肾功能检查、胰岛素敏感性测定等。

　　高血压病的物理检查包括 24 h 动态血压监测、心电图检查、超声心动图检查、胸部 X 线检查、静脉肾盂造影、肾动脉造影、眼底检查、血液流变学检查等。

16　诊断高血压病要与哪些疾病区别?

　　高血压病是一种独立的疾病,又称原发性高血压,约占高血压患者的 90% 以上。其发病原因目前尚不完全清楚,临床上以动脉血压升高为主要特征,但随着病情加重,常常使心、脑、肾等脏器受累,发生功能性或器质性改变,如高血压性心脏病、心力衰竭、肾功能不全、脑出血等并发症。由于病因不同,治疗原则也不相同。原发性高血压只有积极治疗高血压,才能有效地防止并发症;而继发性高血压首先是治疗原发病,才能有效地控制高血压发展,仅用降压药控制血压是很难见效的。

　　继发性高血压又称症状性高血压是指由某些确定的疾病或病因引起的血压升高。只占高血压人群的 5%～10%。血压升高仅是这些疾病的一个临床表现。继发性高血压的临床表现、并发症和后果与原发性高血压相似。常见的引起继发性高血压的原因有：

① 肾脏病变。如急慢性肾小球肾炎、肾盂肾炎、肾动脉狭窄等；

② 大血管病变。如大血管畸形（先天性主动脉缩窄）、多发性大动脉炎等；

③ 妊娠高血压综合征。多发生于妊娠晚期，严重时要终止妊娠；

④ 内分泌性病变。如嗜铬细胞瘤、原发性醛固酮增多症等；

⑤ 脑部疾患。如脑瘤、脑部创伤等；

⑥ 药源性因素。如长期口服避孕药、器官移植长期应用激素等。

与原发性高血压的治疗不同，继发性高血压首先是治疗原发疾病，才能有效地控制血压的升高，单用降压药治疗效果不佳。有些原发性高血压与继发性高血压的鉴别诊断对于高血压的治疗是非常重要的。

17 哪些疾病可发生继发性高血压？

（1）肾实质病变　极性肾小球肾炎，多见于青少年，有急性起病链球菌感染史，有发热、血尿、水肿史，鉴别并不困难。慢性肾小球肾炎与原发性高血压伴肾功能损害者不易区别，但反复水肿史、明显贫血、血浆蛋白低、蛋白尿出现早而血压升高相对轻、眼底病变不明显,有利于慢性肾小球肾炎的诊断。糖尿病肾病,无论是 1 型或 2 型,均可发生肾损害而导致高血压,肾小球硬化、肾小球毛细血管基膜增厚为主要的病理改变,早期肾功能正常,仅有微量白蛋白尿,血压也可能正常;病情发展,出现明显蛋白尿及肾功能不全时血压升高。

（2）肾动脉狭窄　可为单侧或双侧性。病变常由先天性、大动脉炎或动脉粥样硬化性,后者见于老年人,前两者主要见于青少年。凡进展迅速的高血压或高血压突然加重,呈恶性高血压表现,药物治疗无效,均应怀疑本症。本症多有舒张压力的中、重度升高,体检时可在上腹部或背部肋脊处闻及血管杂音。大剂量断层静脉肾盂造影、放射性核素肾图有助于诊断,肾动脉造影可明确诊断。

（3）嗜铬细胞瘤　肾上腺髓质或交感神经节等嗜铬细胞肿瘤可间歇或持续分泌过多的肾上腺素和去甲肾上腺素,出现阵发性或持续性血压升高。反血压波动明显,阵发性血压增高伴心动过速、头痛、出汗、苍白症状,对一般降压药物无效,或高血压伴血糖升高、代谢亢进等表现者均应怀疑及本病。

（4）原发性醛固酮增多症　本症系肾上腺皮质增生或肿瘤分泌过多醛固酮所致。临床上以长期高血压伴顽固的低血钾为特征,可有肌无力、周期性麻痹、烦渴、多尿等。血压多为轻、中度增高。实验室检查有低血钾、高血钠、代谢性碱中毒、血浆肾素活性降低、尿醛固酮排泄增多等。螺内酯试验阳性具有诊断价值。超声、放射性核素可作定位诊断。

（5）库欣综合征　系肾上腺皮质肿瘤或增生分泌糖皮质激素过多所致。除高血压外,有向心性肥胖、满月脸、水牛背、皮肤紫纹、毛发增多、血糖增高等特征,诊断一般并不困难。

（6）主动脉缩窄　多数为先天性血管畸形,少数为多发性大动脉炎所引起。特点为上肢血压增高而下肢血压不高或降低的现象。在肩胛间区、胸骨旁、腋部可有侧支循环动脉的搏动和杂音或腹部听诊有血管杂音。胸部X线可显示肋骨受侧支动脉侵蚀引起的切迹。

18　诊断继发性高血压需要做哪些检查?

24 h尿中17-羟及17-酮类固醇增多、地塞米松抑制试验及肾上腺皮质激素兴奋试验阳性有助于继发性高血压的诊断;颅内蝶鞍X线检查、肾上腺CT扫描及放射性碘化胆固醇肾上腺扫描可用于病变定位;主动脉造影可确定诊断主动脉缩窄;大剂量断层静脉肾盂造影、放射性核素肾图有助于诊断;肾动脉造影可明确诊断肾动脉狭窄。

在血压增高期测定血或尿中儿茶酚胺及其代谢产物香草基杏仁酸(VMA),如有显著增高,提示嗜铬细胞瘤。超声、放射性核素及电子计算机X线体层显像、磁共振显示肿瘤的部位。

19 **女性高血压病患者较男性有何不同?**

女性高血压的患病率可按更年期划界。更年期以前女性高血压患病率显著低于男性,更年期后女性高血压患病率急剧上升,甚至超过男性。老年女性比老年男性更能耐受收缩压升高。妇女绝经后在医师指导下服用小剂量雌激素对心血管系统有很强的保护作用,可以减少绝经后高血压发病率,降低心肌梗死和脑卒中的发生率。与男性相比,女性高血压中紧张因素所致的高血压更明显。妇女在月经周期的不同时期以及不同的年龄阶段血压有一定规律性的变化,其中最具特征的有经前期紧张综合征、更年期综合征、妊娠高血压。

20 **心、脑血管疾病的主要危险因素有哪些?**

(1) 危险因素

① 收缩压和舒张压水平(1~3 级)。

② 年龄,男性>55 岁,女性>65 岁。

③ 吸烟。

④ 总胆固醇>6.5 mmol/L。

⑤ 糖尿病。

⑥ 心血管病家族史。

（2）影响预后的其他因素

① HDL-C(高密度脂蛋白胆固醇)降低。

② LDL-C(低密度脂蛋白胆固醇)升高。

③ 糖尿病伴微量蛋白尿。

④ 肥胖。

⑤ 以静坐为主的生活方式。

⑥ 纤维蛋白原升高。

⑦ 高危社会经济状况。

⑧ 高危种族。

⑨ 高危地区。

21 什么是高血压急症？高血压急症包括哪些情况？

高血压急症是指原发性或继发性高血压患者,在某些诱因作用下,血压突然显著升高(一般超过 180/120 mmHg),同时伴有进行性心、脑、肾等重要靶器官功能急性损害的一种严重危及生命的临床综合征。高血压急症包括高血压脑病、颅内出血(脑出血和蛛网膜下腔出血)、脑梗死、急性心力衰竭、肺水肿、急性冠脉综合征、主动脉夹层、子痫等。以往所谓的恶性高血压、高血压危象等均属于此范畴。高血压急症常引起靶器官的功能严重障碍,甚至衰竭。因此,治疗高血压急症的当务之急,是采取迅速有效的措施,在数分钟至 1 h 内将血压降至安全范围,使衰竭的脏器功能得到改善或恢复。若不能及时抢救,预后不佳。

22 什么是高血压危象？高血压危象的病因有哪些？

高血压危象是指高血压患者周围小动脉发生暂时性强烈痉挛，导致血压急剧升高，从而引起机体功能障碍，并危及生命的现象，可发生于各种类型高血压患者。该现象是高血压病程中的一种严重症状，病情凶险，尤以并发高血压脑病、急性心力衰竭或急性肾功能衰竭为甚。一旦症状发作，需及时采取有效措施，否则可导致死亡。

高血压危象包括高血压急症及亚急症。高血压急症是指原发性或继发性高血压患者疾病发展过程中，在一些诱因的作用下血压突然和显著升高，病情急剧恶化，同时伴有进行性心、脑、肾、视网膜等重要的靶器官功能不全的表现。收缩压或舒张压急剧升高，无靶器官急性损伤时定义为高血压亚急症。需要强调的是，靶器官损害而非血压的高低是区别高血压急症与高血压亚急症的关键。患者血压的高低并不完全代表患者的危重程度，是否出现靶器官损害及哪个靶器官受累不仅是高血压急症诊断的重点，也直接决定治疗方案的选择，并决定患者的预后。在判断是否属于高血压急症时，还需要注重其较基础血压升高的幅度，其比血压的绝对值更为重要。

发生高血压危象的病因有两个方面：

（1）基础病因：①缓进型或急进型高血压病；②多种肾性高血压；③嗜铬细胞瘤；④妊娠高血压综合征；⑤急性主动脉夹层动脉瘤和脑出血；⑥卟啉病（紫质病）；⑦颅外伤。

（2）诱发因素：①精神创伤、情绪激动、过度疲劳；②寒冷刺激等气候变化;③内分泌失调,如,经期或绝经期;④用单胺氧化酶抵制剂治疗中的高血压患者,如果进食富含酪胺的食物,如干酪、扁豆、腌鱼、红葡萄酒、啤酒等;⑤突然停服可乐定、β-受体阻滞剂等。

23 高血压危象的临床特征有哪些?

血压显著升高。患者血压升高的特点是在原有高血压基础上,血压突然性有显著升高。一般情况下,以收缩压升高更为明显,可以达到 200 mmHg 以上,严重时舒张压也显著升高,可以到达 110 mmHg 以上,心率明显增快,有时心率可达 110 次/分以上。

(1)自主神经功能失调症状 高血压患者有时突然出现许多与自主神经功能障碍有关的症状,主要表现为发热感多汗、口干、寒战、手足震颤、心悸、尿频、大便干燥等,患者面色苍白,皮肤出现红斑或精神萎靡等。

(2)身体各脏器损害的表现 小动脉痉挛性收缩时可以引起脏器缺血。当前庭和耳蜗内小动脉痉挛时,可以发生视力障碍,表现为视物模糊、黑矇等。冠状动脉痉挛时,可有胸闷、心前区疼痛,若并发心脏病时,可发生心力衰竭,表现为胸闷、气急、呼吸困难、咯泡沫痰。当影响肾脏时,可以有肾功能不全,出现全身水肿等症状。脑部小动脉痉挛,可以偶有短暂的脑缺血表现,如感觉障碍、肢体麻木、偏瘫、不能言语等。

高血压危象的多数患者病情相对温和,进展缓慢,虽然发作时血压明显升高但是发作持续时间短,对降压药物敏感,所以,一般疗效比较好。当血压降低以后，症状也迅速消失，一般无特殊影响。但是有部分高血压患者原来病情就较重，进展比较快，此种情况预后比较差，常见于某些继发性高血压，如急骤进展性肾小球肾炎等，这类患者易发生脑、心脏和其他器官的并发症，对降压药物反应差，所以预后不佳。

24　什么是高血压脑病？高血压脑病的病因和表现有哪些？

　　高血压脑病是指血压突然剧烈升高而引起的一系列暂时性脑循环功能障碍的临床表现。临床表现为严重头痛、恶心、呕吐、视物模糊，甚至神志不清、抽搐等。如治疗及时，高血压性脑病一般是可逆的。如果治疗不及时或治疗不当则可导致不可逆脑损害及其他严重并发症，甚至可导致死亡。

　　（1）发病原因

　　高血压脑病可由原发性高血压、继发性高血压、某些药物或食物诱发高血压脑病以及颈动脉内膜剥离术后引起，特别是高血压病史长、脑血管有显著硬化的患者。它多发生于急进型高血压病和严重的缓进型高血压患者，亦可发生于妊娠高血压综合征、肾小球肾炎、肾动脉性高血压、嗜铬细胞瘤的患者中。发生缓进型高血压病的患者，一般病情严重，血压升高达到或超过 250/150 mmHg。少见的原因可有主动脉缩窄、原发性醛固酮增多症等。该病见于原发性高血压或继发性高血压。

（2）临床表现

急骤起病，病情发展迅速。①发病年龄与病因有关：急性肾小球肾炎引起者多见于儿童；子痫常见于年轻妇女，脑动脉硬化者多见于老年患者；②动脉压升高；③颅内压增高：患者剧烈头痛，喷射性呕吐，颈项强直，视乳头水肿等；④意识障碍；⑤癫痫发作；⑥阵发性呼吸困难；⑦脑水肿症状：多数患者有头痛、抽搐和意识障碍称为"高血压脑病三联症"。

25 什么是 H 型高血压？H 型高血压的主要危害是什么？

伴有同型半胱氨酸增高（血浆同型半胱氨酸＞20 μmol/L）的高血压，称之为 H 型高血压。H 型高血压患者更易患脑血管病。在中国，有70％的高血压病患者均伴有不同程度的高同型半胱氨酸血症。

26 治疗高血压要达到什么目标？

① 青年、中年人或合并糖尿病的高血压患者应将血压控制在理想血压（＜120/80 mmHg）或正常血压（＜130/85 mmHg）范围内，60 岁以上老年高血压患者应至少将血压降至正常高值（139/89

mmHg）以下为妥。

　② 降低心、脑血管疾病的患病率和病死率。

　③ 提高患者的生活质量。

　④ 强调高血压患者的综合治疗和个体化治疗。

　⑤ 避免发生高血压的严重并发症。

　⑥ 减轻或逆转高血压所致的心、脑、肾等重要脏器损害。

27　治疗高血压的策略和基本原则是什么?

　　首先检查确诊高血压病的患者,并全面评估其危险因素后,再制定其合理治疗的策略和基本原则。

　① 高血压的治疗必须采取综合性治疗措施,不同程度高血压应分别对待。中度及重度高血压应尽早治疗,而轻度高血压,即舒张压持续在 90～105 mmHg 的患者可先用非药物措施,无效后才应用降压药。

　② 非药物治疗措施,有减肥、低盐饮食、戒烟酒以及适当的体育运动等,如打太极拳,适用于各种高血压。轻度高血压经半年左右的非药物治疗无效,应采用降压药。对已有左室肥厚、冠心病的患者,即使是血压轻度升高也要尽早药物治疗,以降低和减轻心脏并发症。

　③ 轻、中度高血压一般采用一种降压药即可奏效,应根据患者的全身情况,选择不良反应小、服药方便的药物。对于重度高血压或已有并发症的高血压应采用联合用药的方法,尽快控制血压,一

般采用 2～3 种降压药即可。

④ 个体化原则。由于每位高血压患者的情况可能与他人不同，发病机制也不尽相同，因此，在临床用药过程中必须分别对待，选择最合适的药物和剂量，以获得最佳疗效。

⑤ 除非发生高血压危象、高血压脑病等高血压急症，一般情况下血压宜经数日或 1～2 周内下降为好，避免发生心、脑、肾等主要脏器缺血症状，尤其是对老年患者。

⑥ 降压治疗一般应将血压控制在 140/90 mmHg 以下，对重度高血压或伴有明显脑动脉硬化、肾功能不全的患者，血压控制在 (140～150)/(90～100)mmHg 即可，血压降低太多反而会造成心、脑、肾等脑器缺血，引起不良后果。

⑦ 轻度高血压在治疗 1～3 个月后，中度高血压治疗 2～4 周后，如血压未能控制在 140/90 mmHg 以下，则可加大药物剂量或加用另一种降压药，必要时改换药物。

⑧ 必须熟悉各种降压药的原理、毒副反应及配伍禁忌。药物治疗过程中不能骤停，除非有毒副反应。

⑨ 原发性高血压目前尚无根治方法，患者必须树立长期治疗的思想准备，只有持之以恒才能减少高血压的并发症。

⑩ 轻度高血压经治疗血压正常达半年以上，可停药观察，定期随访；中重度高血压治疗后舒张压在 90 mmHg 左右达半年之久，可停用一种药物或减少一种药物的剂量。如发现血压再度升高，应重新开始治疗。根据血压及时调整药物和剂量。

⑪ 坚持长期治疗，将血压控制在理想血压或正常血压水平的范围内，以消除高血压带来的种种不适感，保证患者的生活质量。

⑫ 降压治疗的同时，要注意预防和治疗心、脑血管并发症的其他危险因素，如左心室肥厚、高脂血症、糖尿病、高胰岛素血症和肥

胖等。

⑬ 治疗方案应尽量简便,容易被患者接受,能够坚持长期治疗。

⑭ 选择不良反应少、价廉、长效的药物,从单药开始应用,逐渐加大剂量,或采用小剂量联合用药方式,以取得最佳效果。

⑮ 坚持治疗方法的个体化原则。无论是药物疗法还是非药物疗法,都应针对每个患者的具体情况,做出个体化的治疗方案。

⑯ 尽量减少高血压对心、脑、肾等重要脏器的损害,并且逆转已形成的损害。

28 原发性高血压选择口服降压药物应注意什么?

改善生活方式只能作为辅助手段。已有糖尿病或相关器官损害者,即使血压处在正常高限,也应予以药物治疗。所以,一旦发现血压升高就应及时就诊,制定正确的治疗方案,避免病情贻误。

(1)提倡高血压病患者限服用长效的高血压药物

① 长效药物每日只需用药 1 次,服药方便,便于患者坚持。

② 对一些药物,由于服用的片数较少,可降低药物的费用。

③ 长效药物降压作用持续而平稳,无波动。

④ 可避免清晨从睡眠醒来时血压的突然升高和波动,从而减少这时容易出现的猝死、脑卒中和心肌梗死的发生。

(2)如何选用降压药

选择降压药物的总原则是要选择疗效好、不良反应小、服用方便、价格合理的药物。

（3）抗高血压药物治疗的原则规定

① 逐步降压。

② 用药因人而异。

③ 单药开始，阶梯加药（严重高血压例外）。

④ 联合用药优于大剂量单药治疗。

⑤ 用药须足量。

⑥ 不骤然停药或突然停掉某一药物。

⑦ 熟练掌握并坚持使用几个药物，新药未必是最好的。

⑧ 选用不影响患者情绪和思维的药。

⑨ 大多数患者的治疗须无限期继续下去，除非有必要改变治疗方案。

⑩ 尽量每日只用一片药，医师和患者都要有耐心持之以恒。

（4）轻度高血压的降压治疗

舒张压在100 mmHg以上的高血压病患者给以药物治疗。轻度高血压病患者同时合并其他心血管危险因素时，如高脂血症、糖尿病、吸烟、左心室肥厚等，降压药物治疗的指征应放宽。

（5）联合用药治疗高血压

对于轻度高血压，部分患者往往服用一种药物便能将血压降到正常范围。但是高血压的发病机制相当复杂，每种降压药物的作用机制和适应证各有不同，所以，运用两种或两种以上不同类别的药物联合降压，将更利于有效控制血压。因为这样可以通过不同的环节发挥药物的协同作用，增强降压疗效，同时联合用药比单一药物更易耐受，可以补偿单一药物引起的不良反应。

（6）高血压的阶梯治疗

阶梯疗法是指先用一种作用缓和且不良反应较少的药物，从小剂量开始,逐渐增加用药剂量,足量后仍未将血压控制在正常水平者,则合用两种或更多的药物。甚至可加用或改用作用更强的药物的一种治疗方法,最终将血压控制在正常范围内。当血压下降到预期水平后,稳定3~6个月,可以逐渐减药下阶梯,减少用药品种,减少用药剂量,直到以最少的药物、最小的剂量,就能满意地控制血压为止。从而既可预防高血压并发症的发生和发展,也可减轻或消除不良反应,提高患者的生活质量。

29 常用的口服降压药有哪些?

（1）利尿降压药

利尿剂价廉,小剂量应用的不良反应小,较为安全;对多数高血压患者有效,且不易产生耐药性;可单独作为首选药治疗轻度高血压,也可以与其他抗高血压药物合用治疗中度及重度高血压。利尿剂被证明可降低所有心血管并发症发病率及病死率,并已成为目前最常用的降压药。

（2）肾上腺素阻滞剂

又可分为下列几种:①α肾上腺素阻滞剂;②β肾上腺素阻滞剂;③周围作用的肾上腺素阻滞剂;④作用于中枢的α阻滞剂;⑤兼有α、β肾上腺素阻滞剂。

（3）血管扩张剂

临床应用血管扩张剂降低血管阻力,一般来说具有良好治疗作用。

（4）钙通道阻滞剂

经典的钙拮抗剂主要有三种，即苯烷胺类（如维拉帕米）、二氢吡啶类（如硝苯地平、尼群地平、尼索地平及非洛地平等）硫氮䓬酮类（如地尔硫䓬）。其中以硝苯地平为代表的二氢吡啶类钙拮抗剂是目前最常用的降压药。

（5）血管紧张素转换酶抑制剂（ACEI）

可应用于合并心力衰竭或合并肾功能不全的高血压病患者。其主要不良反应是持续性、刺激性干咳。

（6）血管紧张素Ⅱ受体拮抗剂（ARB）

该类药物主要适用于高血压合并糖尿病，或者并发心脏功能不全肾脏损害有蛋白尿的患者。目前主要用于服用血管紧张素转换酶抑制剂类药物后出现干咳等不良反应的患者。

此类药物比较安全，不良反应少，可以与利尿剂、β-受体阻滞剂、钙拮抗剂等多种药物联合应用。

30　高血压的非药物治疗主要有哪些方面？

（1）低盐饮食，每天食盐量为 6 g（一啤酒瓶盖）。

（2）控制体重，男性腰围控制在 90 cm、女性腰围控制在 85 cm。

（3）戒烟、限制饮酒。

（4）坚持体育运动，每周坚持 3～5 d，每天运动 30 min，如慢跑、快走、太极拳。

（5）合理膳食,均衡营养,每天食油少于 25 g,多吃蔬菜水果。

（6）保持乐观,减轻心理负担,保证充足度睡眠。

31　常用高血压药物的常见不良反应是什么?

一般来讲,高血压患者必须终身服降压药,然而有不少患者对长期服降压药会不会产生不良反应常有顾虑。虽然绝大部分降压药都是经肝脏代谢和肾脏排泄的,但这并不表示对肝肾功能都有损害。一般认为,各种药物对人体都有不同程度的不良反应,由于每个患者的反应性不同,因此,不良反应的表现也可各有不同。

32　高血压病患者家庭贮备降压药要注意什么?

① 贮备的降压药物品种,应根据自己的病情,不应贪多而求全变成众多的药物堆集,否则不仅造成浪费,还会因误服了变质、发霉或过期失效药品而发生毒性反应。

② 应保护好药品上的标签,必要时另外作好标记,写上每日常用量和次数,与家里其他外用药应分开放置。注意存放日期及有效期等。

③ 要熟悉降压药品贮存的几大要素,即避光干燥阴凉密封,一般采用棕色和黑色药瓶装药,有的药如尼群地平、硝苯地平(心痛定)、卡托普利易吸潮分解而失效,应保持干燥。对易氧化变质的药品,用后一定要盖紧瓶盖,保持密封。

④ 要经常检查药品是否过期失效、发生霉变,一旦发现超过有效期限或药片变色、松散、潮解、有斑点、粘连等均应及时处理,千万不要继续使用。

⑤ 降压药品应放在安全可靠之处,不要让小孩随手拿到,以免误服造成意外情况。最好另放一处,或加锁保管。

⑥ 在药物贮存的柜台上写上醒目提示,以督促自己按时服药,如某天有事外出,也必须随身携带药品。

33 老年人患高血压病的特点有哪些?

① 由于动脉硬化,血管弹性差,老年人患高血压病以收缩压升高更为常见,都分患者表现为单纯性收缩期高血压。收缩压增高在 180~200 mmHg 之间,脉压差大。单纯性收缩压升高比舒张压升高的老年高血压患者更易发生脑卒中等并发症。

② 老年人往往有全身动脉硬化,肾功能减退、心脏窦房结功能减退等病。

③ 老年人神经功能较差。

④ 老年人服药后容易出现直立性低血压,服利尿剂后易出现水电解质失调,用 β-受体阻滞剂易诱发心力衰竭或心脏起搏与传

导功能障碍。

⑤ 老年人血压波动较大。

34 单纯收缩期高血压如何治疗?

单纯收缩期高血压也是心脑血管并发症及死亡的重要危险因素,但还不能确切地知道对这种高血压进行降压治疗是否对患者有利,是否会降低病死率。因此,单纯收缩期高血压病的降压治疗须取谨慎小心的态度,注意从小剂量开始,选择作用温和的药物,避免血压降得过快、过低。

老年人血压多不稳定,且老年单纯性收缩期高血压患者往往舒张压较低,因此,在降压、用药时机和用药种类的选择上都必须谨慎行事,以期收到降低血压、减少心脑血管疾病、避免不良反应、提高生存率、改善生活质量的效果。

35 治疗老年高血压病患者有哪些特殊性?

老年性高血压患者中,除年龄和性别因素外,血压增高是预期寿命缩短的主要因素之一。已经证明,老年高血压患者经治疗血压降低后,脑卒中等并发症减少,平均寿命可获延长。因此,适当降低血压是必要的。

高血压脑卒中等病总是困扰着许多老年人,也成了家庭和社会的沉重负担,因而老年高血压的治疗至关重要。

36 老年高血压病患者的治疗原则是什么?

① 所有降压药物宜从小剂量开始,此后在调整剂量时也应缓慢,需等待 1 周再缓慢增加剂量。这是因为老年人的所有反应机制均较缓慢之故。

② 应考虑联合用药。单一药物需要剂量大,容易发生不良反应,可联合用药如利尿剂＋血管紧张素转换酶抑制剂、钙拮抗剂＋血管紧张素转换酶抑制剂。

③ 有糖尿病并存时,血压应控制在 130/80 mmHg 水平。

④ 选用各类药物时以长效制剂最好,当然需考虑患者的经济承受能力。

⑤ 应密切观察病情变化及药物不良反应,及时调整药物。

⑥ 最好避免使用中枢性降压药物,以免引起健忘、多梦和忧郁等,α-肾上腺素受体阻滞剂易引起直立性低血压,最好不用于老年人的降压治疗,但 α-受体阻滞剂能改善老年男性常见的前列腺增生的症状。应用 α-受体阻滞剂时最好选用选择性抑制 α-受体的药物。

⑦ 老年人高血压除用降压药物外,还应减轻过重的体重,控制食盐摄入量,避免吸烟,控制饮酒量,进行适合自己体能的锻炼等。

老年人合并疾病较多,选择药物时应考虑对并存疾病的影响。老年人发生药物相互作用的机会较大。因此,应注意降压药物与同时服用的其他药物是否存在相互作用。在就诊时别忘了告诉医师正在服用什么药物。

37 治疗老年高血压病患者应注意哪些问题?

① 明确有无假性高血压和"白大衣"高血压的情况。

② 对患者的全身情况,伴随疾病及重要脏器的功能做出全面评估,避免使用影响机体代谢及严重影响重要脏器功能的药物。

③ 平稳缓慢降压,用药剂量宜小。

④ 避免夜间降压过度,治疗时可根据 24 h 动态血压监测用药。

⑤ 老年人血管反应功能差,对容量变化敏感,因而易出现低血压和直立性低血压,应用 α, β-受体阻滞剂时注意防止严重直立性低血压的发生。

⑥ 药物选择。老年高血压病的治疗应特别强调用药个体化,即根据患者的全身情况选择合适的降压药,由于利尿剂、β-受体阻滞剂对机体代谢影响较大,应用时要慎重;血管紧张素转换酶抑制剂、钙拮抗剂,尤其是其长效制剂在老年高血压病患者中应用相对较合适。

38 老年高血压病患者治疗目标是什么？

治疗高血压的主要目的是最大限度地降低心血管病的死亡和病残的总危险度。老年人高血压病治疗的目的也不例外。大量临床研究说明，经降压治疗后，在正常血压范围内血压降得越低，心血管病的发生危险性也越低。如患者本人一般情况好，缓慢降压过程中无自觉不适或心、脑血管供血不足的临床表现，老年高血压也可使血压降到比 140/90 mmHg 更低的水平。有病例说明，老年人血压长期处于较低水平时，也完全能够适应。

已有研究表明，80 岁以下各年龄段高血压病患者均受益于利尿剂、钙拮抗剂、β-受体阻滞剂、血管紧张素转换酶抑制剂等抗高血压治疗。大于 80 岁年龄段者经积极降压治疗，也能取得与 70～79 岁年龄段相同的效果。

39 轻度高血压需要治疗么？

轻度高血压患者也必须接受降压治疗。但是，这类患者并不一定要在一开始就接受药物治疗，可以先控制危险因素，如控制钠盐摄入，减轻体重，适量运动，合理膳食等，必要时再加用药物。根据临床研究提示，舒张压在 100 mmHg 以上的高血压病患者应该给予药物治疗，但需要指出，舒张压水平并不是何时开始药物治疗的唯一决定因素。如果患者舒张压水平并不很高,但同时伴有其他因素——糖尿病、高脂血症、吸烟、左心肥厚等,则要尽早进行药物治疗。

40 血压突然升高怎么办?

临床上患者血压突然升高是比较常见的,对其治疗原则如下:

① 血压升高超过 200/120 mmHg 时,首先服用镇静药(如地西泮),安静卧床,必要时口服硝苯地平控释片 30 mg,监控血压。

② 原已有过脑出血的患者血压再度升高,要防止脑出血再发,应及时送医院治疗,尽快将血压控制在 150/85 mmHg 左右。

③ 脑血栓患者的血压不宜降得太低,血压应维持在 150/100 mmHg 左右,以免血压降得太低血流量减少过多,使病情复发或加重。

④ 对冠心病患者虽然血压过高会加重心脏负担,但血压一时升高,血压也不应降得太低,最好维持在(130~140)/(80~85)mmHg。经上述处理病情好转后,每日服用降压药的量适当减少,使血压维持较平稳水平。如血压控制仍不理想,则应进一步检查。

⑤ 为了避免血压突然升高,应该注意防止工作过分紧张、过度疲劳或在寒冷条件下较长时间工作、过度兴奋、睡眠不佳、过度悲伤。

41 顽固性高血压如何治疗?

① 一定要充分认识到高血压病是一种慢性疾病,需要长期治疗、终身服药,不要认为血压下降就可以停药了,即使血压控制平稳,也要在医师的指导下逐渐减量,并以有效量维持。

② 要养成良好的生活方式,提高药物降压疗效。必须严格控制饮食进行减肥;限制盐的摄入,并补充足够的钾、钙、镁;必须戒烟、戒酒;增加适度的体育运动。

③ 仔细检查原先的治疗方案和阶段疗效记录,客观评价患者药物的敏感性和耐受性,并逐步调整。

④ 可采用较强的降压药联用。

⑤ 根据个体差异调整药物的剂量。

⑥ 注意降压药的相互作用和配伍禁忌。部分降压药可引起水钠潴留,或由于进行性肾功能损害导致水钠排泄障碍,而出现假耐药性,此时可适当加用利尿剂以增强药物疗效。

⑦ 避免使用可以升高血压的药物,如口服避孕药、甘草、可卡因、抗抑郁药等。

⑧ 积极寻找病因,排除继发性高血压,尤其是肾性高血压和嗜铬细胞瘤、原发性醛固酮增多症等。

⑨ 使用较大剂量袢利尿剂如呋塞米(速尿)可以帮助某些耐药患者的血压得到控制,这也是一般联合用药中必须有利尿剂的原因。

⑩ 血管紧张素转换酶抑制剂和血管紧张素 II 受体拮抗剂、钙拮抗剂的联合应用已被证明有强的降压效果,对严重顽固性高血

压及抗药者尤有良效。

⑪ 对一般口服药无效者,在医师指导下静脉滴注硝普钠有肯定疗效。

⑫ 患者一定要配合医师制定出个体化的治疗方案,坚持药物治疗和非药物治疗,把血压控制在正常范围。

42 如何治疗哺乳期及妊娠高血压?

妊娠期妇女和收缩期血压在 140~150 mmHg,或舒张期血压在 90~99 mmHg 时应有首先考虑非药物治疗。这时应要求患者短期住院观察,以明确诊断及除外严重妊高征(先兆子痫)的可能,因为一旦发生先兆子痫则需要更为积极有效的治疗。姑息性治疗应因当时的血压、孕龄、孕妇与胎儿所存在的相关危险因素等情况而定,具体方法包括严密监测、限制活动、卧床休息等,可保持正常的饮食而不需要过度限制。能降低妊高征特别是先兆子痫发生率的有效措施包括补钙、补充鱼油、小剂量阿司匹林疗法,但对早发妊高征无益。一般认为血压>170/110 mmHg 时应加以治疗,以防止孕妇发生脑卒中或子痫。

(1) 药物选择

妊高征与一般高血压患者不同之处就是既要考虑孕妇的安全,又要注意药物对胎儿的影响。药物选择的范围相对较为狭窄。紧急降低妊娠高血压的药物是硝苯地平、拉贝洛尔和肼屈嗪、硝苯地平;注射用药常用的有肼屈嗪、酚妥拉明、拉贝洛尔、硝苯地平

（心痛定）、哌唑嗪。

（2）妊高征禁用的药物

① 硫酸镁有降压作用,可用其作为解痉治疗,但一般不宜用于妊娠严重高血压,以免发生硫酸镁中毒。

② 血管紧张素转换酶抑制剂,此类药物可引起胎儿生长迟缓、羊水过少、新生儿肾功能衰竭和胎儿形态异常,如胎儿低压综合征。

③ 所有血管紧张素Ⅱ受体拮抗剂。此类药物的作用与血管紧张素转换酶抑制剂相似。

④ 利尿剂可进一步减少已显不足的血浆容量,使新生儿血小板降低,使孕妇易发生电解质失调和胰腺炎,故也不宜常用,在先兆子痫患者尤应注意。

⑤ 非选择性 β-受体阻滞剂如普萘洛尔（心得安）可能对子宫收缩又不利影响,应慎用或不用,但 β_1 受体选择性阻滞剂如美托洛尔则较安全。

43 高血压合并高血脂如何治疗?

高血压合并高脂血时,选择降压药的原则应该是既有较好的降压效果,也不影响血脂代谢。脂质代谢紊乱常与高血压伴随,并使高血压危险性增加,总胆固醇和低密度脂蛋白胆固醇水平增加,伴有冠心病和缺血性脑卒中的危险。对伴脂质代谢紊乱患者,应加以重视并积极治疗。

（1）改善生活方式应为首选。减少饱和脂肪酸、胆固醇、食盐、乙醇摄入，减轻体重，加强身体锻炼。

（2）避免使用可影响血脂的降压药。大剂量的利尿剂（噻嗪类和袢类）至少在短期内可升高血清胆固醇和甘油三酯，小剂量的利尿剂则可避免这类影响；β-受体阻滞剂虽有许多优越性，但可使血中胆固醇、低密度脂蛋白和甘油三酯水平增高，使高密度脂蛋白降低，是导致动脉粥样硬化的危险因素，因此，最好避免使用或仅用小剂量。

（3）可应用的药物

① 硝苯地平、尼莫地平、维拉帕米（异搏定）等钙拮抗剂对血脂和电解质的影响极小，非常适合于高血压合并高脂血症患者的治疗。

② 血管紧张素转换酶抑制剂如卡托普利、依那普利等，不仅降压效果明确，有显著的保护心脏和肾脏的作用，也未发现长期使用对血脂代谢会产生不良影响，所以，也是这些患者可以选用的降压药物。

③ α-受体阻滞剂哌唑嗪除了扩张血管外，还有降低胆固醇和甘油三酯，提升高密度脂蛋白的特殊作用是治疗高血压合并高脂血症的理想药物。不过，少数患者首次服用时会出现直立性低血压，即晕厥、心慌等"首剂效应"。所以，治疗时应从小剂量开始，逐渐递增，以免产生不良反应。

④ 在控制血压的同时，也不要忽视降脂治疗。因为血脂过高会加速形成动脉粥样硬化，促进高血压的发展，并影响降压效果。所以，在积极控制饮食减轻体重的同时应有针对性地选择合适的降脂药物。

44　高血压合并肥胖如何治疗？

　　研究已发现高血压患者常合并肥胖，不仅如此，肥胖的高血压患者比体重正常的高血压患者更容易患冠心病，并发心绞痛和猝死。

　　无论是高血压还是正常血压的肥胖者，减肥均可使血压下降、心率减慢、胆固醇和血糖含量减少。减肥的主要方法有二：限制饮食，少吃高脂肪、高热量食品；加强体育锻炼。两者科学地结合，加上持之以恒，一定能达到良好的效果。

　　高血压患者减肥方法有以下几种：

　　① 调节饮食。注意选择食物品种，多吃热量低和含纤维多的食物，如各种蔬菜及粗粮。食品要确保蛋白质、维生素、矿物质等搭配合理。蛋白质食品分动物性和植物性两种，摄入时要尽量使这两种蛋白质各占1/2。保证足够的维生素和必需的矿物质和微量元素。

　　② 增加运动量。吃得多了，就要设法将多余的热量消耗掉。热量摄入有剩余，就得靠运动来消耗那些过多的热量。加强体育锻炼，老人也要坚持散步、打拳、体操，不拘一格，会什么就做什么运动，早晚各1次，室外为好。

　　③ 少数人需要到减肥门诊接受医师指导，但是，主要还是靠自己调理。

　　④ 减肥要有步骤，不可操之过急。否则会发生营养不良、头晕眼花、四肢无力，致使体力活动减少，不但达不到减肥的目的，反而会增加体重。只有长期坚持减肥的有效方法，才能收到减肥效果。

45 高血压性心脏病的治疗原则是什么？

（1）日常治疗原则

① 高血压性心脏病的患者,如果尚能进行简单的日常活动,说明心功能处于代偿期,此时应尽量避免劳累、高盐饮食、感染、烟酒及情绪激动等加重心脏负担的因素。

② 如果患者休息时也感到胸闷、气急,说明高血压性心脏病已处于失代偿期,已发生左心衰者要积极减轻心脏负荷,给予扩血管药物、利尿和强心治疗。心力衰竭纠正后,血压也要保持在可控制的范围内。

③ 如果患者的心肌收缩力严重低下或反复发生心力衰竭,可用地高辛维持口服治疗,同时,应治疗高脂血症、糖尿病、冠心病等各种并发症,防止心力衰竭复发。

（2）心脏病发生后治疗原则

① 不管是否出现心力衰竭,控制高血压仍是至关重要的一环。

② 出现心力衰竭后,还需要积极治疗心力衰竭。高血压病合并心力衰竭时,利尿剂、血管扩张剂及血管紧张素转换酶抑制剂这三类药最为合适,既可降血压又可治疗心力衰竭。

③ 尚未出现心力衰竭的高血压心脏病,在选用降压药物时,最好既要考虑控制血压,又要考虑是否能使肥厚的左心室功能进行调整。据报道,血管紧张素转换酶抑制剂如卡托普利(开搏通)、β-受体阻滞剂如美托洛尔(倍他乐克)、钙拮抗剂硝苯地平等具有上述双重作用。

④ 一般措施,包括低盐饮食,避免劳累、感染等均是重要的治疗措施。

46 **高血压合并心力衰竭如何治疗?**

① 急性左心衰竭,常由于血压急剧升高(如高血压危象)所致,也可能由于高血压已有慢性心功能不全,在某种重要条件(如血压突然升高、感染等)下诱发急性左心衰。在处理时应分清引起急性左心衰的主要诱因是什么。若血压明显升高,应尽快控制血压,首选血管扩张剂硝普钠静脉滴注,也可使用硝酸甘油静脉滴注。如无明显血压升高,可给以快速利尿、强心等治疗。

② 慢性充血性心力衰竭通常是高血压晚期并发症,也可能是高血压患者同时合并其他心脏病(如瓣膜性心脏病或先天性心脏病)的结果。不管是哪种情况,高血压都必须很好地加以控制。对这类患者最佳的降压药是利尿剂、血管紧张素转换酶抑制剂及血管扩张剂。钙离子拮抗剂维拉帕米与地尔硫草应禁用,硝苯地平慎用。因为这些降压药都有程度不同的抑制心肌收缩力的作用,可恶化心力衰竭。对于可矫治的原因如瓣膜病、先天性心脏病,应在控制血压下尽快手术治疗,有可能防止心力衰竭的发生。

③ 高血压患者的左心室舒张功能减退引起的左心衰。临床上可表现为阵发性呼吸困难、气短等症状。心脏检查心腔不扩大,但可有心室壁增厚和(或)左室舒张期顺应性减退的表现。对这种患者如按照常规的心力衰竭(如第二种情况)处理方法给以洋地黄类药物,效果不好,甚至可能有害,而应给以改善左室舒张功能的药物,如钙离子拮抗剂、β-受体阻滞剂或利尿剂。这是近年来逐渐认识并越来越受到重视的一个课题。

高血压病患者出现心律失常有两种情况。一种情况是心律失常的发生与高血压病本身无关,仅仅是两种疾病同时发生于同一人身上。另一种情况是心律失常的发生可能与高血压病或其他并发症(心脏肥厚扩大、心力衰竭、心肌缺血等)有关。从理论上讲,如能及早控制高血压,可明显减少心律失常的发生。对已发生这些心律失常的高血压患者,在处理上因不同的情况有不同的原则。

(1)降压药物选择的原则

高血压病合并存在快速心律失常时,首选的降压药以β-受体阻滞剂、钙拮抗剂、血管紧张素转换酶抑制剂或作用于中枢的药物为适宜。高血压病合并缓慢心律失常时,选用的降压药以钙拮抗剂中的硝苯地平、血管扩张剂、非保钾利尿剂或α-受体阻滞剂为宜,而β-受体阻滞剂或钙拮抗剂中的维拉帕米(异搏定)、地尔硫䓬应禁用。

(2)抗心律失常治疗原则

阵发性心动过速或心房纤颤发生时,可加用抗心律失常药物控制,如普罗帕酮、胺碘酮等。阵发性心动过速可用创伤性方法根治时,应争取进行。对缓慢心律失常患者,若症状较轻,常不必做特殊处理,可加用一些活血化瘀有利于提高心率的药物,避免一切影响传导功能或减慢心率的药物。对症状严重的缓慢心律失常患者,可考虑安置永久性人工心脏起搏器。各种类型的早搏在正常人中常见到,在高血压病患者中更多见,迄今尚无证据表明,使用抗心律失常药物抑制早搏对患者有何益处,因此,除非患者因为频繁早搏带来明显的心悸、不安等症状，可短期使用抗心律失常药物减轻其症状。

48 高血压并发冠心病如何治疗?

　　冠状动脉是供应心脏营养物质的主要血管，如果它发生了粥样硬化病变而引起血管腔狭窄或阻塞，造成心肌缺血，缺氧或坏死而导致心脏病，常常被称为"冠心病"，即称为冠状动脉粥样硬化性心脏病。治疗高血压和治疗冠心病的机制都在于减少心肌耗氧量，降低血管阻力，所以，并无矛盾之处。在药物选择上，首先应考虑使用具备良好的血流动力学效应的降压药。所以，既能减少周围血管阻力，又能保持心搏量和维持冠状动脉灌注压的血管紧张素转换酶抑制剂和血管扩张剂较为适宜。遗憾的是单纯控制血压并不能有效地降低冠心病的患病率和病死率，因为导致冠心病的危险因素广泛，因此，高血压的治疗应以纠正心血管疾病所有的易患因素为目标，并充分注意各种药物的适应证与不良反应。

　　高血压病和冠心病是两个不同的疾病。患者往往先有高血压病，一般需经 8 年左右才出现脑、心脏和肾脏等靶器官损害。心绞痛和心肌梗死是临床上最常见的冠心病类型，可根据病史、体征、心电图、心肌酶谱及其他特殊检查，综合分析作出诊断。高血压患者并发冠心病后，其治疗应考虑到两个疾病的影响，根据疾病的病理生理临床特征，进行个体化治疗。

　　（1）选用较好的逆转心室肥厚降压药。甲基多巴和血管紧张素转换酶抑制效果最好,β-受体阻滞剂其次,钙通道阻滞剂和 α-受体阻滞剂第三,利尿降压药作用最小,而直接血管扩张剂无逆转作用。

(2)降压药物对冠状动脉循环的影响。依那普利、地尔硫䓬和比索洛尔使冠脉血管增加,使冠状动脉微血管阻力下降。慢性劳力性心绞痛时往往选用 β-受体阻滞剂加钙通道阻滞剂(二氢吡啶类)。急性心肌梗死伴高血压时往往选用既能降压,又可减轻心脏负荷,改善左心室功能的血管紧张素Ⅱ受体拮抗剂口服或硝酸甘油静脉滴注。高血压并发冠心病心功能不全时,往往首选血管紧张素转换酶抑制剂与利尿剂。引起心动过速的降压药(肼屈嗪,短效作用的硝苯地平等)应避免作用,因为,心动过速增加心悸耗氧量,对患者预后不利。

(3)对高血压之外的冠心病危险因素进行全面控制。如减轻体重、戒烟、限量饮酒、纠正血脂紊乱和血黏度异常等。

(4)冠状动脉介入性治疗。

49 治疗高血压并发冠心病心功能不全应注意什么?

高血压是动脉粥样硬化的一个主要危险因素,可使冠心病的危险性至少增加 2~3 倍以上。长期持续的动脉压力增高,更加重了心脏的负担,造成心肌细胞的肥大,但供给的血液营养却并未得到相应的增加,故而心肌经常处于相对缺血的状态。所以,高血压合并冠心病者极易发生心功能不全,特别在老年患者中更为多见。

对于这些患者应该选择既能降压,又可改善心脏功能的药物。血管紧张素转换酶抑制剂被认为是当前治疗高血压伴心功能不全的首选药物。钙拮抗剂硝苯地平降压效果迅速且确定,并有改善心脏舒张功能的作用,适用于早期心功能不全者,但该药有轻度加强心脏收缩的作用,故严重心功能不全者应慎用。利尿剂有轻微的降压作用,也可作为心力衰竭的辅助治疗药物,但长期应用应注意钾低钠高以及其他不良反应。哌唑嗪适用于高血压合并心力衰竭,也可用于有肾功能不全的患者,但用药过程中需随时注意血压情况。高血压合并心功能不全时,维拉帕米这一钙拮抗剂有明显的减弱心肌收缩力的作用,虽然单独治疗高血压和冠心病都是首选药物,但对于冠心病功能不全合并高血压时的使用却应该是谨慎的。

50 高血压并发心绞痛怎么办?

心绞痛是冠心病的常见表现,它的发作常是由于各种原因使心脏负担加重,冠状动脉血流不能满足心脏需要,从而引起心肌短暂的缺血、缺氧。此时就应首选既能降低血压的,又可减少心肌耗氧量,同时还能够增加心肌血流的药物,如钙拮抗剂、β-受体阻滞剂和硝酸酯类药物,而禁用肼屈嗪等单纯扩张、小动脉的血管扩张剂。血管紧张素转换酶抑制剂对心绞痛虽无直接作用,但它能减轻心脏的负荷,改善心脏功能,也为近年来常用药物。对心肌缺血明显且心绞痛发作频繁的患者,可先口服硝酸异山梨酯(消心痛)

等硝酸酯类药物,如有必要可用硝酸甘油静脉滴注,它既能降低动脉压,又可减轻心脏负荷,改善左心室功能。当单一药物使用无效时,需两类药物联合应用。硝酸酯类药物与β-受体阻滞剂合用,最常用又安全,疗效也好,较为提倡。而维拉帕米(异搏定)与β-受体阻滞剂同时静脉滴注,可引起严重的心脏阻滞,甚至心脏停搏,禁忌使用。如果多种药物合用仍不能理想地控制心绞痛的症状,常常提示冠状动脉的病变较为严重,应当及时做冠脉造影,以决定是否进行手术治疗。

51 高血压并发周围血管病怎么办?

心脏好比是一个泵,血液通过泵进入周围血管,经过物质传递,营养成分吸收,然后将体内代谢废物运回心脏,再通过肺气体交换,血液重新获得养分,继续下一轮的循环。因此,血管有病变也会影响血液的流动,并引起高血压病等心血管系统疾病,而血压增高反过来又会影响血液流动,引起管壁增厚,弹性减退,甚至闭塞。多发性大动脉炎是常见的一种周围血管疾病,它可有血压升高、头昏、晕厥、视力模糊、脑血栓、心力衰竭等表现。在活动期可以给予激素治疗,使发热、疼痛、红细胞沉降率增快等病症在短期内改善,血流恢复正常。选择降压药物时,可应用血管紧张素转换酶抑制剂、钙拮抗剂、α_1-受体阻滞剂,而尽量少用β-受体阻滞剂,以免加重血管收缩。闭塞性动脉硬化,也属于周围血管疾病,它是由于周围动脉发生粥样硬化病变,以至血管狭窄甚至闭塞,常与高血压、高脂血症、冠心病同时发病。此病共同的症状就是间歇性跛行,可给予扩张血管药物,如乙酮可可碱和右旋糖酐-70注射液等药物改善循环。除了控制血压外,戒烟、保持皮肤清洁、注意保暖和防止外伤都是相当重要的。一旦间歇性跛行进行性加重,还应及时手术治疗。因此,高血压同时有周围血管疾病,控制血压发、改善循环是治疗的关键。

52 高血压并发糖尿病的治疗应注意哪些问题?

① 高血压患者一旦伴有糖尿病,无论是否合并其他危险因素,即列入"高危组"人群,因此,在非药物治疗的基础上应立即开始药物治疗,应将血压维持在目标水平(130~140)/(80~90)mmHg。合理控制糖尿病可改善高血压的预后,适当控制血压又可使糖尿病并发症的发生延迟并减慢其恶化进程。因此,高血压与糖尿病必须同时、合理、有效地治疗,不可偏一。

② 糖尿病患者高血压的患病率为非糖尿病患者的两倍。糖尿病患者伴高血压症状时更易发生心肌梗死、脑血管意外。血压增高还可加速视网膜病变及肾脏病的发生和发展缓慢逐。在糖尿病患者,高血压对大小血管所产生的不良影响是渐进性的,因此,应早期发现并及早治疗,治疗的目标最好将血压控制在120/80 mmHg左右。

③ 糖尿病患者常合并心功能不全、血脂异常、冠心病和胰岛素抵抗,选择降压药时应兼顾这些因素。

④ 多数的诊治都十分强调糖尿病对高血压的影响,建议合并有糖尿病的患者,即使血压在正常的高限值,即(130～139)/(85～89)mmHg,也应开始药物治疗,以防并发症发生。降压药物可选用对糖代谢无不良影响的钙拮抗剂和转换酶抑制剂。另一方面,控制血糖也至关重要。对于糖尿病病程较长者,应定期检查眼底和尿中微量蛋白,注意有无肾脏和眼底的并发症。而高血压病程先于糖尿病者,行心电图、心脏超声等检查以及早发现心脏病变并采取治疗,更显得格外重要。

⑤ 选用的降压药物应该是对高血压、糖尿病引起的血管损害有保护作用,而对糖代谢无不利影响的药物。

⑥ 选择抗高血压药物时至少应了解相关降压药利弊:

a. 利尿剂。噻嗪类及袢利尿剂可引起低血钾,使胰岛素分泌减少,因此,在2型糖尿病患者采用单纯饮食治疗使用口服降糖药物治疗者,这类药物可使其糖尿病病情加重。但在1型糖尿病患者中不会有此不良影响。补钾或服用螺内酯或氨苯蝶啶可使其得到纠正。噻嗪类利尿剂还可使血胆固醇增高,但此药是阶梯疗法的组成部分,不必因其对血胆固醇的影响而放弃。糖尿病肾病伴氮质血症禁用螺内酯、氨苯喋啶。

b. β-受体阻滞剂。糖尿病患者使用此药应格外谨慎,因为患者可因冠心病、高血压及心肌病而易发生心力衰竭。

c. 血管紧张素转换酶抑制剂有延缓糖尿病肾脏病变进一步发展的作用。

⑦ 对糖尿病伴高血压患者治疗原则

a. 无糖尿病肾病者除控制糖尿病外,从控制血压角度来看,没什么绝对禁忌的降压药物,但使用某些降压药在某种情况下要特别谨慎。这主要根据每个人的特殊情况而考虑。例如,糖尿病患者常伴性功能障碍,有些药物如交感神经抑制药利血平、胍乙啶等则可加重或引起这一病症。糖尿病患者较易发生直立性低血压,交感神经抑制剂,α-受体阻滞剂哌唑嗪等则可加重或引发直立性低血压。

b. 有糖尿病肾病者开始时用利尿剂(若有氮质血症则以使用利尿剂为宜)、血管扩张剂、β-受体阻滞剂、血管紧张素转换酶抑制或钙阻滞剂均可作为第二步(即第二级)药物。从理论上讲,血管紧张素转换酶抑制剂或钙阻滞剂是较好的治疗糖尿病合并高血压的药物,但由于实际临床使用经验尚有限,故应持慎重态度。若高血压仍未控制,应增加第三级药,如心脏选择性β-受体阻滞剂或其他抑制肾上腺素的药物。

c. 60岁以上纯收缩期血压升高、舒张压不高或降低的患者降压治疗应慎重,有的学者认为不予治疗。但对60岁以下这样的患者应考虑降压治疗。

d. 直立性低血压。糖尿病患者伴高血压中最难控制的是卧位高血压伴直立性低血压。若对其卧位高血压给予降压治疗,会发生无法耐受的直立性低血压,甚至昏倒。这种患者可使用水盐代谢皮质激素9-α-氟氢化可的松,白天穿弹力袜,并加服麻黄素,可使站立血压保持于较高水平,夜间或白天睡眠时可将床头抬高18～22 cm,也可在临睡前服用肼屈嗪药物治疗。

53 治疗高血压并发肾损害应注意哪些问题?

① 高血压合并肾功能不全时的治疗用药应注意:高血压病患者到疾病后期可影响肾脏功能,引起肾功能不全,这是高血压病晚期并发症。表现为疲劳、乏力、食欲不振等,血液中的代谢废物非蛋白氨及肌酐等升高。另一种情况见于肾实质病变在先、高血压出现在后的所谓"肾性高血压"(一种继发性高血压),相当一部分患者肾脏病的病史很不明显,甚至不知道自己有肾脏病(临床表现呈隐匿性),后来出现高血压去看病时才明确诊断。

② 治疗关键在于早期控制血压以防止病变进一步发展:a. 这类患者的血压宜控制到 125/75 mmHg,但在降压过程中要注意缓慢降低血压至目标血压;b. 要注意选用对肾功能无影响的药物;c. 要注意监测尿常规、24 h 尿蛋白定量、肾功能检查。

③ 对于已出现高血压肾脏损害的患者要注意:a. 保护残余的肾功能,如低钠、低磷饮食,限制蛋白质摄入,以优质蛋白质为主,避免剧烈运动,从而减轻肾小球负担,延缓硬化,避免应用肾毒性药物;b. 避免使用减少肾血流的降压药物;c. 避免使用主要扩张肾小球入球小动脉的药物;d. 对已出现血容量增多的患者,可使用利尿剂;e. 对已发生肾功能衰竭的患者应进行必要的血液透析或替代疗法清除血中毒素和过多容量。

④ 对于良性的小动脉硬化,其病变进展缓慢,通常选用口服的药物,如血管紧张素转换酶抑制剂不但能抑制血管紧张素 Ⅱ 的生成,降低全身血压,而且通过减轻血管紧张素 Ⅱ 对入球小动脉的收缩作用,降低了肾小球内压,减轻了高血压对肾小球的损害,对减

少蛋白尿和延缓肾功能恶化有一定的作用。对于恶性高血压的肾脏损害，必须紧急降压治疗，首先选择静脉注射的药物，然后以口服药物维持。随着血压降低，肾脏的损害可以恢复。对于肾功能不全的患者，要进行饮食控制，并可选用血管紧张素转换酶抑制剂、钙拮抗剂、β-受体阻滞剂或利尿剂。对顽固性高血压可加用强血管扩张剂。

54　高血压并发阻塞性肺疾病或支气管哮喘如何治疗?

① 高血压伴阻塞性肺疾病或支气管哮喘的患者应注意：某些哮喘或慢性阻塞性肺疾病的患者，用 β-受体阻滞剂可引起难以预料的严重支气管痉挛。因此，这些患者如有可能应避免使用 β-受体阻滞剂。如果没有合适的选择，一些轻度慢性阻塞性肺疾病和哮喘的患者可小心地使用选择性 β-受体阻滞剂和兼有 α，β-受体阻滞作用的阿罗洛尔等。

② 对这类患者较适宜的降压药有钙拮抗剂、血管紧张素转换酶抑制剂或利尿剂。尤其是钙拮抗剂对支气管痉挛本身也有良好的治疗作用，还可防止运动后的哮喘发作。

③ 拟交感神经药物对高血压患者是相对禁忌的，应谨慎使用。盐酸苯丙醇胺和麻黄素可抑制单硫酸胍乙啶和利血平的降压作用。长期全身性接受类固醇治疗的患者，需要经常检测血压来确定血压是否升高。患支气管哮喘的患者应禁忌使用阿司匹林，因阿司匹林可加重哮喘发作。

55　脑卒中较常见的预兆有哪些?

(1)一过性黑矇　在眼前突然视物模糊或双目失明,数秒后能恢复,不伴恶心、呕吐、意识障碍和肢体瘫痪。这是颅内血流量减少或微小血栓通过视网膜动脉引起的。因为,眼动脉是颈动脉的第一条分枝,对颈动脉硬化,狭窄,缺血最敏感,所以黑矇可以看作是脑梗死的最早警报信号。

(2)短暂性视力障碍　阵发性发作视物模糊或视野缺损,多在1 h内自行恢复。这是视网膜中心动脉或分支动脉因脑血流量减少引起闭塞所致,但尚未出现脑神经征象,可视为较早期脑梗死预报信号。

(3)频频打呵欠　这是脑动脉硬化逐步加重,管腔愈来愈窄,脑缺血、缺氧日甚所致。据统计,在脑梗死发作前5~10 d内,频频打呵欠者,可达80%。所以,千万别忽略这一信号。

(4)扭颈手麻症　多发生头转向一侧刮胡子时,突感手指无力,剃刀落地,有的说话不清,1~2 min后恢复。这是因为转头时,引起已经硬化的颈动脉扭曲,加重了狭窄的结果。这一现象,足以告诫人们,脑梗死可随时发生。

(5)短暂性脑缺血发作　即出现一过性偏瘫或单瘫,可能伴有失语,但持续时间短,多在24 h内完全恢复,这表明已经有轻度脑梗死。可把它当作是进展性或完全性脑梗死的先兆。

(6)老年人血压波动剧烈或激增　头痛、头晕、耳鸣加重,精神紧张或神疲嗜睡等症状,表示有可能发生出血性脑卒中。

凡发现有上述征兆之一者,须及早到医院检查,包括心电图或

24 h动态心电、脑CT检查、核磁共振或颈部彩超等。检查结果即使没发现病变改变,也应在医师指导下采取预防性药物治疗措施。

56 脑梗死和脑出血的治疗原则分别是什么?

（1）脑梗死的治疗原则

① 发病3 h内就诊者,如有溶栓适应证、无禁忌证,可考虑进行溶栓治疗,但要警惕出血的风险。

② 患者初步诊断脑梗死后,应进一步完善头颅磁共振、经颅多普勒、血管超声、CT脑血管造影等相关检查,评估血管及筛查危险因素。

③ 如果梗死面积大,脑水肿明显,为减轻脑水肿,应用脱水剂（20％甘露醇、呋塞米）;必要时可手术减压。

④ 如果超过溶栓治疗时间窗,可给予肠溶阿司匹林抗血小板聚集;如果为房颤所致脑栓塞,可进行抗凝治疗。

⑤ 发病24 h内可行降纤治疗。

⑥ 脑保护治疗,用依达拉奉、维生素C清除自由基。

⑦ 活血化瘀药物应用,如血栓通、丹参、脉络宁注射液。

⑧ 保护各脏器功能,对症支持治疗。

⑨ 待病情稳定及时进行康复治疗。

⑩ 积极做好二级预防,以防止或减少脑卒中复发。

（2）脑出血的治疗原则

① 一般治疗。嘱患者安静卧床,保持呼吸道通畅;头置冰帽或

冰块以降低脑部温度、降低脑代谢、保护脑细胞；调整血压；防治便秘；减少不必要的搬动。

② 为了降低颅内压、减轻脑水肿，应用脱水剂（20％甘露醇）和利尿剂（呋塞米）；必要时以手术减压。

③ 对于出血量较大的脑出血，但无脑疝、无严重意识障碍且可耐受手术者，可手术治疗

④ 对症支持治疗。待病情稳定后（发病后 10～14 d）进行康复治疗。

⑤ 积极控制危险因素，做好二级预防，防止脑卒中复发。

57　治疗高血压并发脑血管病应注意哪些问题？

① 脑血管意外发病率远高于冠心病，而发生过脑卒中或一过性脑缺血的患者，脑血管事件复发率为每年 4％，发生心脏事件的危险也高，这与血压水平有直接关系。

② 脑卒中分缺血性脑卒中（即脑血栓形成，又称脑梗死）和出血性脑卒中（脑出血）两类。在脑梗死急性期处理好血压至关重要，过去强调把血压降至正常范围，经许多的实践证明，为避免缺血的加重，必须维持脑内灌注压在 50～150 mmHg 之间最好。脑梗死缺血区血流量要靠一定的压力水平来维持，此时降压治疗非常小心，如果血压只是一般的增高，经降低颅压后即可改善，除非收缩压超过 220 mmHg 或舒张压超过 120 mmHg，则口服或静脉给药，以缓慢降低 15％左右血压。若大幅度降低血压，势必减少病变

组织血液供应,可能使病情加重。对于高血压脑出血的患者,要考虑过高的血压会引起再出血或持续出血,但过低的血压加重脑组织缺血。

③ 脑卒中的特点是发病急、病情重、变化快,在任何场合和任何时候都可发生。但多数在白天活动时发病。一旦发现有人发生脑卒中,患者和家属都不要惊慌失措,尤其是家属要保持镇静,应尽力做到以下几方面:首先要让患者安静卧床,即使患者神志尚清楚,也不要让他活动。因为此时是最关键的,任何过多的活动和不必要的搬动都可能使病情恶化。如果是患者呕吐,可将头歪向一侧,以免呕吐物呛入气管内而引起窒息和吸入性肺炎。应立即设法将患者送往附近医院进行抢救,最好不要长途跋涉到远处医院,以免贻误治疗时机。搬动时应注意把头和肩一起抬。如用汽车送,行车时应由一人扶稳患者的上半身以及头部,减少震动,以免加重脑出血。脑卒中发病的 1 周左右是急性期,也是关系到生命的最关键时刻,除了医师的积极治疗外,精心护理也是使患者转危为安的重要环节。如定时翻身,防止发生压疮,调理好饮食等。患者进入恢复期后,主要是进行功能锻炼以促进功能的恢复。如偏瘫患者,家属应帮助患者肢体活动,以使其得到更好的恢复;对于失语患者,家属应多和患者进行语言交流,来促进患者语言功能的恢复等。

④ 发生脑卒中后的 1 周左右时急性期,此时患者多有脑水肿,严重病例有昏迷、抽搐、呼吸困难、血压波动、大小便失禁等。脑出血患者血压一般较高。在脑卒中急性期,医师需采取如下措施:

a. 降低颅内压、消除脑水肿。

b. 控制血压。

c. 防止并发症发生,调节内环境;如有呼吸道感染可选用抗生素。注意调整水、电解质和酸碱平衡。

　　d. 有抽搐时，应迅速注射地西泮(安定)、副醛等药物。

　　⑤ 精心护理也是患者转危为安的重要环节。昏迷患者的口腔护理、及时吸痰、及时翻身、防止压疮发生、防止肺部、尿路感染等均十分重要。过了急性期后，患者进入恢复阶段。此时，应以治疗脑卒中后遗症如偏瘫、失语等为主。脑卒中后遗症的治疗应采取综合治疗。从时间上讲，治疗越早越好。以偏瘫为例，在 3 个月内恢复的可能性最大，半年后恢复的可能性就小得多了，1 年后更难恢复。综合疗法除了采用扩张脑血管、改善大脑细胞代谢、活血化瘀的中西药物外，还可用针灸、头皮针、耳针等传统方法，以及物理疗法推拿、超声波治疗、高压氧舱治疗和各种功能锻炼等。还要注意患者的心理上保持良好状态，饮食、营养、睡眠做到合理安排。

58 家中突发脑卒中应如何自救?

　　判定患者是否发生脑卒中一般依据是看其是不是神志不清、语言不清、半身感觉迟钝等。但也有例外，比如，患者脑出血量小，出血具体部位不同时，患者可能是清醒，而这时候极易被误认为脑血栓。再比如，患者发病初始并未肢体瘫痪，而表现为口角歪斜时，会被误认为面部神经炎。另外，患者问题发生在椎动脉系统时，患者会出现眩晕，这时也会被误认为是得了美尼尔综合征。也有个别时候，患者反应是在视力、嗅觉失灵等一般性症状上，这就更容易让人忽视。

对脑卒中患者要及时送医院诊治,在送医院等待医护人员到来前,要做好以下工作:

① 先安慰患者,使之情绪稳定,也可以给其服两片安定。

② 让其平卧,因为头高脚低对脑血栓不利,头低脚高对脑出血不利。

③ 当昏迷患者要呕吐时,要使之侧卧,及时为他清除呕吐物,以免进入患者呼吸道,造成窒息。

④ 搬动患者时要轻、平稳。

⑤ 当患者由清醒转为昏迷时,可看一下他瞳孔,应想到患者已经发生了脑疝,生命垂危。当患者呼吸、脉搏停止时要立即进行人工呼吸,直至救护人员到来。

59 肾性高血压如何治疗?

肾脏疾病引起的高血压临床上称肾性高血压。肾性高血压大多数有肾脏排钠障碍,是细胞外液量和血容量增加所致。依其病变部位,将肾性高血压分成两种类型:一种是肾血管病变引起的高血压称为肾血管性高血压,如肾动脉狭窄;另一种是由肾实质病变所致的高血压,如慢性肾炎引起的高血压,称为肾实质性高血压。肾性高血压在继发性高血压中发病率最高。肾血管性高血压一旦确诊,应尽可能选择手术治疗。根据患者不同情况可以进行肾切除术、肾部分切除术或血管重建术、肾移植术等方法。肾实质性高血压包括急性、急进性、慢性肾小球肾炎所致的高血压以及慢性肾盂肾炎、肾脏肿瘤以及其他因素如多囊患、肾积水、糖尿病所致的肾性高血压。对于肾实质性高血压应该积极治疗原发病,配合降压药物治疗。

60 高血压合并痛风如何治疗?

近年来,随着人们饮食结构的改变,人类寿命的延长,高尿酸血症的发病率日趋升高。

(1)高血压病患者合并痛风较为多见。某些情况下,痛风患者的尿酸盐结晶沉着于肾间质或肾盂、输尿管等处导致梗阻性肾病,甚至引起肾功能不全,并出现高血压,称为继发性高血压。不管是哪种情况,高血压与痛风均要治疗。

(2)高血压伴高尿酸血症或痛风患者在选择抗高血压药物时,必须考虑到高尿酸血症、痛风及高血压均对肾脏有损害,故建议使用对肾脏有保护作用的血管紧张素转换酶抑制剂或血管紧张素 II 受体拮抗剂。有报道说,缬沙坦是目前能够在降低血压的同时降低血尿酸水平的血管紧张素 II 受体拮抗剂;不宜使用抑制尿酸排泄的抗高血压药物(如噻嗪类利尿剂及含噻嗪类利尿剂的复方制剂)以及水杨酸类药物(如阿司匹林)等。

(3)对于高血压伴高尿酸血症或痛风患者,除在选用抗高血压药物上需注意外,在痛风性关节炎急性发作期,可加用秋水仙碱以减轻局部炎性反应。

(4)尚需重视诱发痛风急性发作的其他因素的处理。应注意饮食控制,进食低嘌呤或无嘌呤饮食,避免进食动物内脏,某些鱼类等含嘌呤量极高的食物。要戒烟、戒酒,因为乙醇可促进尿酸合成,过多饮酒可引起乳酸升高而阻碍尿酸排泄。生活应规律,并坚持适量的体育活动。

（5）蛋白质和糖类的摄入应适度,以免增加尿酸的生成。嘌呤含量高的食物如动物内脏、蚝、沙丁鱼、酵母更应严格控制,应严格戒酒,增加饮水,保证每日有 2 L 以上的尿量,以防病情反复发作。

61 高血压病患者需外科手术时要注意什么?

（1）高血压病患者手术的耐受性

高血压病患者进行外科手术时,发生意外的可能性比血压正常者要大,比如,未控制的高血压是麻醉手术的危险因素,另外,有严重心、脑、肾并发症,术前血压仍在 180/110 mmHg 以上时,术中或术后出现意外的可能性明显增高。

（2）高血压病患者的手术时机

如患者术前已确诊高血压,是否手术取决于高血压的分期和手术是否紧急。一期和二期高血压一般要先评估再手术,三期高血压术前应评估并治疗,但要看需要手术的紧急程度。

（3）高血压病患者手术时的主要危险

轻至中度高血压没有代谢异常和心血管病与重要脏器并发症者手术风险相对较小。年龄大于 70 岁,心功能差,有贫血、慢性肝病、肾脏疾病、低氧血症、电解质紊乱等均增加手术的危险性。急诊手术和头颈部大手术或复杂的手术体液变动或失血严重时,手术危险性更大。血压未控制的患者,在麻醉手术过程中容易发生心肌缺血、心律失常、心肌梗死、脑卒中、血管吻合处出血等并发症,血压增高严重的患者必然会增加手术的病死率和致残率。因此,临床医师要提高对围手术期高血压的认识,及时发现,正确评估和处理。

(4) 症状性高血压手术适宜情况

症状性高血压的防治主要应针对原发病。单侧肾脏病变、肾脏肿瘤、肾动脉狭窄、泌尿道阻塞、嗜络细胞瘤、脑部肿瘤、脑部外伤、肾上腺皮质肿瘤或增生、主动脉缩窄、多发性大动脉炎等可实行术治疗。及时而成功的手术治疗可使血压下降。

62 哪些情况下症状性高血压不宜手术治疗?

在下列情况下症状性高血压不宜手术治疗:①急性肾小球肾炎的症状性高血压;②慢性肾小球肾炎的症状性高血压;③慢性肾盂肾炎伴症状性高血压;④肾病晚期——尿毒症;⑤肾脏肿瘤广泛转移;⑥原发性醛固酮增多症;⑦结缔组织疾病伴高血压;⑧女性绝经期伴高血压;⑨高原性高血压;⑩女性口服避孕药、长期应用肾上腺皮质激素伴高血压。

63 **处理高血压急症时需要注意的问题有哪些?**

（1）从治疗角度将高血压急症分为两类　第一类由于血压急剧升高引起了急性靶器官损害,主要有高血压脑病、脑出血、急性肺水肿、主动脉夹层血肿、子痫、不稳定心绞痛与急性心肌梗死等,这类高血压急症需在症状出现后 1 h 内降压才不致有严重后果。第二类是没有急性靶器管损害的高血压急症,包括急进型高血压或恶性高血压,以及严重的围手术期高血压,允许于 24 h 内使血压降低。

（2）家庭急救　若出现上述任何一种情况,要一边立即联系医院接诊,一边采取一些现场紧急处理。①稳定患者情绪,不要急躁和慌张。②可舌下含服迅速降压的药物如硝苯地平（心痛定）、尼群地平,亦可用卡托普利咬碎后舌下含服。

（3）分类处理　对第一类高血压急症时,至少应给患者立即注射药物使血压降低,但也要防止血压过度下降超出脑循环自动调节的限度及心脏的基本灌注压力。对第二类高血压急症时,一般均可用口服药物控制血压。

（4）降压要点　①降压药正确选用,如肼屈嗪反射性增加心率和心排血量,尽量不用;②降压幅度要合理,一般说,降压程序要根据治疗前血压水平使收缩下降 50～80 mmHg,舒张压下降 30～50 mmHg;③降压速度要适当,降压太快反而加重脑症状和器官功能障碍。

（5）高血压急症的治疗原则　①要正确判断病情是威胁生命的高血压危象还是无急性相关器官损害的重症高血压。②结合患者的具体病情正确选用降压药。高血压危象时应在数分钟至 1 h 左右控制血压,通常应静脉给予快作用的降压药物;如果是重症高血压,可在 24 h 之内逐步降低血压。不同类型的患者应采用个体化治疗方案。将血压降至安全水平,而不是立即降至正常。治疗措施要迅速,但要谨慎选药,密切观察,避免血压下降过快和过低而给患者带来不利的影响。

(6)抽搐的处理　如果患者出现颅内高压的症状,甚至抽搐,即发生高血压脑病后,除降压以外,还应注意以下几点:①制止抽搐,防止并发症,可选用地西泮(安定)、水合氯醛等药物;②脱水、排钠、降低颅内压,可选用利尿剂如呋塞米(速尿)静脉注射或甘露醇快速静脉滴注;③加强护理,保持呼吸道通畅,防止唇舌咬伤、骨折、摔伤等。

(7)高血压危象　高血压危象发作患者应立即进入抢救室或 ICU(重症监护病房)卧床休息,避免过多搬动,室内保持安静,根据不同个体采用相应的治疗方案。

(8)高血压脑病　高血压脑病是高血压发病过程中的一种紧急病情恶化。高血压脑病的治疗原则有如下几点:①迅速降低血压。静脉注射或静脉滴注快速降压药物以迅速控制血压,可选用的药物有二氮嗪(氯苯甲噻二嗪)、硝普钠、樟磺咪芬(阿方那特)、溴化六甲双胺、可乐定、利血平、冬眠合剂、硫酸镁等。②制止抽搐,防止并发症。③脱水、降低颅内压。④加强护理,对症处理。对于昏迷或抽搐的患者,要加强护理,保持呼吸通畅,防止唇舌咬伤、骨折和摔伤等。

继发性高血压有明确的病因,治疗方法与原发性者完全不同。

大多数嗜铬细胞瘤为良性,可手术切除,效果好。约 10％嗜铬细胞瘤为恶性,肿瘤切除后可有多处转移灶,用 ^{131}I-MIBG 可有一定疗效。血管紧张素转换酶抑制剂对肾脏有保护作用,除降低血压外,还可减少蛋白尿,延缓肾功能恶化。

肾动脉狭窄治疗包括手术、经皮肾动脉成形术和药物治疗。手术治疗包括血流重建术、肾移植术、肾切除术。经皮肾动脉成形术手术简便、疗效好,为首选治疗。不适宜上述治疗者只能用药物治疗以降低血压,血管紧张素转换酶抑制剂有降压效果,但可能使肾小球滤过率进一步降低,使肾功能恶化,尤其对双侧肾动脉狭窄不宜应用。

大多数原发性醛固酮增多症是由单一肾上腺皮质腺瘤所致,手术切除是最好的治疗方法。癌症也许应作切除治疗,如无转移,疗效也很好。对增生病例,可作肾上腺大部分切除术,但效果差,一般需用药物治疗。螺内酯是醛固酮拮抗剂,可使血压降低,血钾升高,症状减轻。

65　继发性高血压患者有哪些药物不能用?

（1）激素类药物　如强的松、地塞米松等。这些药物可导致循环血量增加,而发生高血压;甲状腺激素类药物则能兴奋神经系统,引起血压升高。

（2）止痛药物　如消炎痛、保泰松等,可抑制前列腺素合成,使血管趋向收缩而致高血压。

（3）避孕药　可使血管收缩,并刺激肾上腺皮质激素释放而造成高血压。

（4）降压药　如常用的甲基多巴、胍乙啶等,服用降压药物优降宁时,如果进食含有酪胺的食物,如干酪、动物肝脏、巧克力等,血压反而会大大升高;而突然停用某些降压药物,如心得安(普奈洛尔)、甲基多巴等,也可引起同样严重后果。

（5）其他药物　肾上腺素、去甲肾上腺素、利他林及中药甘草等。

66　什么情况下高血压病患者需住院治疗?

（1）中重度高血压

中重度高血压病患者常合并器官的损害,有条件的应住院进行详细的检查和治疗,以明确病因,这样有利于患者的治疗和康复。

（2）继发性高血压

多数继发性高血压患者需要住院检查和治疗，因为如果导致高血压的病因明确后，可及时地去除病因而使高血压得以根治。如肾动脉狭窄、嗜铬细胞瘤等所导致的高血压，经外科手术治疗即可获得痊愈。

（3）高血压急症

所有的高血压急症，其中包括恶性高血压、高血压危象、高血压脑病、高血压合并急性左心衰等都需要立即住院进行抢救。

67 老年高血压治疗误区有哪些？

误区之一是凭感觉服药。

许多老年高血压病患者平时不测血压，仅凭自我感觉服药，无不适感觉时少服甚至不服药，一旦出现头晕、头痛等症状就突然加大药量。殊不知，血压忽高忽低或下降过快，同样会出现头晕、头痛等不适症状。不测血压，盲目服药，不仅不能控制血压稳定，还可使病情恶化，诱发心脑血管疾患。

误区之二是间断服药。

有些老年人在服用降血压药物治疗一段时间后，见症状好转，血压降至正常，即认为已"治愈"，便自行停药，经过一段时间见血压升高后，又再用药。就这样，用用停停，人为地使血压降低—升高—再降低—再升高。如此对人体的危害较大，不仅会促使病情恶化,而且可使机体产生耐药性,不利于进一步治疗。

误区之三是无高血压症状不服药。

一些老年性高血压患者血压虽然很高,平时却无任何自觉症状,由于身体没有其他不适,这些人很少服药或根本不服药。从病理学方面讲,无症状高血压长期不服药,可使病情加重,又可诱发心脑血管疾患。

误区之四是降压过快。

一些老年高血压患者治病心切,常常擅自加倍服药或数药并用,致使数天内血压大幅度下降。降压过快可导致大脑供血不足引发脑梗死等严重后果。

误区之五是睡前服药。

有些老年高血压患者喜欢睡前服用降压药,认为这样治疗效果会好些。其实这是一个误解,人在睡眠后,全身神经、肌肉、血管和心脏都处于放松状态,血压比白天要下降 20％左右,如果睡前服药,两小时后正是药物的高峰期,这样就导致血压大幅度下降,使心、脑、肾等重要器官供血不足,从而使血液中的血小板、纤维蛋白等凝血物质在血管内积聚成块,阻塞脑血管,引发缺血性脑卒中。

误区之六是滥用、乱用药。

高血压按其病情及其器官的损害情况分为三期,对各期高血压的治疗用药有所不同。有些老年人患高血压病后,不按医嘱服药,而是按照别人治疗高血压的用药处方用药,或者偏信广告的宣传,这样就势必出现治不对症、药不对病的情况,往往会延误疾病的治疗。

因此,老年高血压患者在用药治疗时,必须严格遵照医嘱或在医师的指导下正确用药。这样才能更好地发挥药物的治疗作用,达到既有效地控制血压稳定又减少并发症发生的目的。

68　高血压病患者如何进行自我保健?

① 不苛求自己,以欣赏的态度接纳自己,并在此前提下以扬长避短或取长补短的方式对待自己。

② 与他人友好相处。不苛求他人,能发掘他人的长处。

③ 善于处理个人和环境的关系;能客观评价环境,能努力挖掘环境中的有利面并处理与环境的矛盾。

④ 保持良好的心态。与外界保持良好的接触与交流,有助于保持心情舒畅。

⑤ 经常做一些使自己快乐的事情。

⑥ 善于处理生活中的各种关系。工作与生活的和谐是人精神快乐的两大支柱,要尽可能学会区分并处理好这两种关系。

⑦ 心理咨询。了解高血压发病的基本知识,正确对待疾病的发生,了解治疗的重要性,提高自我防病能力,树立治疗信心,解除心理负担。

⑧ 建立良好的思维方式。纠正不良心态行为,克服责备他人;工作中谦虚谨慎,生活上助人为乐、知足常乐、善待他人,适应社会环境变化。

⑨ 避免精神紧张、悲伤、激动、焦虑和恼怒,减轻精神刺激和压力,保持心境平和,情绪乐观。

⑩ 培养广泛的兴趣爱好。如,音乐、舞蹈、书法、绘画、种花等有益身心健康的活动。

⑪ 参加力所能及的体育锻炼活动。如慢跑、快走、太极、体操等,增强体质,提高生活质量。

① 在日常生活中,要尽量躲开或暂时回避引起情绪变化的事情,以免情绪波动而使血压升高。

② 学会控制自己的情绪,激动时,努力控制自己,转移自己的注意力,尽量保持镇定,以便控制血压波动。

③ 在日常生活中或工作中,经常会产生一些矛盾和分歧,这很容易使人产生焦虑而郁闷。寻找一种适合自己倾诉的方式,从而缓释自己内心的压力,保持血压稳定。

④ 人们在发怒时容易丧失理智。此方法是要我们平时要养成好的习惯,即便遇上特殊情况,自身有好的修养和控制自身的能力,尽量杜绝或减少发怒时的情绪反应。

⑤ 对于紧张、焦虑等所致的高血压可以采用心理干预,也可以求助心理医师帮助自己提高处理紧张情绪的技巧,有利于血压控制,降低抗高血压药物的需要量,同时可以降低并发症的发生。

⑥ 保持乐观。笑可调节神经,促进肌肉运动,加强血液循环,增进新陈代谢。笑可以使人排出更多的二氧化碳,吸入更多的氧气。笑能降低精神、神经、肌肉的紧张,使肌肉放松,头脑清醒,消除疲劳;还可以驱散各种忧愁烦恼,散发心中的郁闷,克服孤独寂寞的心情,调整人的心理活动,振奋精神等。因此,高血压病患者应当保持乐观的情绪但也应避免"大笑",因为"大笑"容易使血压大幅度波动,容易导致脑卒中等严重并发症的发生。

⑦ 生活和工作忙碌，好胜心强的人，长期精神紧张，往往说话快，容易急躁发怒，思维敏捷，动作迅速。长期以往患高血压病等心血管疾病的概率比其他人高。如果已经患有了高血压病，一定要克制自己，减慢工作和生活节奏，尽量改变自己的性格，以免病情加重。注意培养多方面的兴趣爱好，参加一些文娱活动，如打太极拳、散步、听轻音乐、养花、喂鸟等，达到使自己心境宁静、陶冶性情的目的。

⑧ 培养一定的兴趣爱好可以陶冶情操，使紧张的情绪放松，这对高血压病患者来说是非常有益的。如，散步、打太极拳、书法、绘画、钓鱼、唱歌、跳舞等，凡是使自己身心愉悦，又能调整心智利于健康体魄的慢节奏生活，都应当提倡。

⑨ 音乐对高血压病的疗效基本肯定。音乐的旋律、速度、音调等不同变化，对人体可能起到镇静、安宁、兴奋、镇痛、降压及调整情绪作用。经研究发现，音乐通过调节大脑皮质，能显著增加体内一些有益于健康的激素、酶类、多肽及乙酰胆碱的分泌，并广泛影响神经、血管和心理活动，从而达到消除疲劳、促进睡眠、降压及减轻消除高血压症状的效果。用音乐疗法治疗高血压病，要针对高血压患者对音乐的喜好和欣赏水平来选择患者比较熟悉的、喜爱的和适合自己特点的音乐，才会取得明显的效果。如肝气郁结型高血压患者应听明快、兴奋的音乐；而肝火上亢型高血压患者应听轻松、和缓的轻音乐。

70　高血压病患者一日三餐应注意什么?

① 做到一日三餐饮食定时、定量。每日食谱可以做以下安排:碳水化合物 250～350 g(相当主食 300～400 g),新鲜蔬菜 400～500 g,水果 100 g,食油 20～25 g,牛奶 250 mL,高蛋白质食物 3 份(每份含瘦肉 50～100 g,或鸡蛋 1 个,或豆腐 100 g,或鸡、鸭肉 100 g,或鱼虾 1 g)。

② 正常早餐。研究人员对 11 000 名成人进行检查发现,不吃早餐者,其血中胆固醇的含量竟比每日吃早餐者要高出 33％,这样对高血压极为不利,可促进动脉硬化的发展。这一发现提示不吃早餐甚至比早餐多吃脂肪、肉类、鸡蛋等更有害。所以,不但要吃早餐,还应吃得好。宜少吃油条、油饼等食物,可吃馒头、包子、稀饭、米粥、去脂牛奶、豆浆、麦片、芝麻糊等。

③ 不宜多吃零食。爱吃零食,就会使胃肠道长期处于紧张状态,得不到安宁,胃不宁则卧不安,失眠则高血压难于控制,有时次日晨起测血压比原来更高。再者有些零食属辛辣香燥之品,易助热化火伤阴,加重高血压阴虚阳亢症状。有些不干净的零食易损伤肠胃,上吐下泻,易诱发心脑血管疾病。有些甜零食含糖量高,长期多食则机体来不及消耗,积于体内可引起体重增加或血糖升高,这对患高血压病的患者来说是很危险的。而冷饮则对冠心病、高血压、动脉硬化症来说害多利少,因冷饮、冷食可能引起血管收缩,升高血管,并影响心脏供血,应适当控制。

71 高血压病患者饮水、食油应注意什么?

水的硬度与高血压的发生有密切的联系。研究证明,硬水中含有较多的钙、镁离子,它们是参与血管平滑肌细胞舒缩功能的重要调节物质,如果缺乏,易使血管发生痉挛,最终导致血压升高,因此,对高血压病患者,要尽量饮用硬水,如泉水、深井水、天然矿泉水等。

饮茶是一个不容忽视的血压影响因素。茶叶中含有茶碱和少量的黄嘌呤,能促进机体排出尿液,特别是使尿钠排出,从而抑制了钠的升压作用,对防治高血压是非常有利的。茶碱中的鞣酸还有收敛作用,能吸附脂肪,减少脂肪的吸收。茶叶中的其他成分也有利于降低血压。如油茶中含有较高的钾,钾的补充,可以促进钠的排泄。油茶、红茶和绿茶中的钙质也很丰富,钙通过增加尿钠的排泄可拮抗血压的升高。茶叶中所含的维生素 PP 与茶多酚,有增强毛细血管功能的作用。饮茶可增强微血管壁的韧性,防止血管壁膜类物质的过氧化作用,从而防止血管硬化。

动物油含有较高的饱和脂肪和胆固醇,会使人体器官加速衰老和促使血管硬化,加速高血压病的发展,进而引起冠心病、脑卒中。而植物油如茶子油、菜籽油、花生油、玉米油,因含大量的不饱和脂肪酸,目前认为适用于高血压、冠心病患者。虽然植物油对人体有许多好处,但也不宜过多食用,若食入过多,自然产生热量也多,体内消耗有限,以致体内脂肪也可堆积,体重逐渐增加,不利于高血压的控制。此外,从营养角度看,体内也需要一定的饱和脂肪酸,所以,我们主张以 3/4 的植物油、1/4 的动物油混合食用最好。

鱼油中含有 ω-3 不饱和脂肪酸,有轻度的降压作用。有调查研究表明,每日补充 3～6 g 鱼油中的上述物质平均降低血压 3～4 mmHg,有人将 69 例超重的高血压患者随即分为鱼油组、减轻体重组和鱼油合并减轻体重组,结果服鱼油组可使日间血压下降 3～6 mmHg,服鱼油合并减轻体重组可使血压下降 9.3～13 mmHg,另外,发现服鱼油后可降低血脂和血液黏滞度,并可能有改善心功能作用。由此可见,鱼油对高血压有肯定的功效。当然,如果厌食鱼油的高血压患者可鼓励多吃鱼肉以减少心血管病的危险性。

72 高血压病患者如何培养规律的生活习惯?

不论是高血压病患者还是正常人都应保持规律的生活,高血压病患者就更应注意生活规律,因为高血压病患者大多数是老年人,并且长期的高血压使中枢神经系统的功能受到影响,对生物钟的调节能力减弱,一旦生活不规律,人体生物钟不易恢复。规律的生活可以保证生物钟的正常作用,对于高血压病患者保持血压的稳定非常重要,有利于高血压的治疗和保持良好的身体状态。

(1)环境舒适 生活在一个比较清静的环境中,在居处的室内外栽花、种树,把周围环境打扫干净、收拾得整齐美观,会使人心情舒畅,可消除精神紧张因素,容易解除疲劳,常可使血压渐趋稳定或有下降的可能。

(2)睡眠良好 高血压病患者应尽量设法保持良好的睡眠状态,既有利于身体健康,对维持稳定的血压也有很重要的作用。高血压病患者除了服用有效的降压药物使血压稳定外,必要时可以在睡前服用小量的镇静剂,但不宜长期服用。

(3)沐浴时的注意事项　许多高血压病患者在洗澡时容易出现各种危险,如脑卒中、心绞痛发作等。因此,洗澡不当可使高血压病患者发生意外,这是由于水的温度过凉引起皮肤血管的收缩,导致血压升高或由于水温过热而导致出汗过多,使血压下降。不产生热感或冷感的水温能够减轻高血压患者的交感神经兴奋性,有助于降低血压。普通的高血压病患者均可享受温水浴。高血压病患者在洗澡时应注意不宜饭后立即洗温水浴,洗澡时不宜动作过快过猛,水温保持在 35 ℃～36 ℃,入浴时间不宜过长,酒后或过度疲劳时不宜入浴,老年高血压病患者不宜独自入浴,不宜到公共浴室去洗热水浴。

(4)保暖和降温

① 秋冬季高血压病患者应定期监测血压,规范服药,防患于未然。大量调查表明,气温下降时,人的血压往往会升高。保持血压平稳的关键是规律服药,避免情绪大起大落。所以,高血压病患者一定要在医师指导下进行降压药物的调整。天气逐渐变冷时,建议有高血压病的患者,一定要按时复诊。伴有糖尿病的患者,应注意控制血糖,保持低糖、低钠饮食。注意防寒保暖,尽量避免紧张、焦虑、急躁等应激情绪,以防脑卒中的发生。

② 夏季气温增高,炎炎烈日,如果再加上多雨潮湿,气压偏低,常令人闷热难熬。此时容易引起人体自主神经功能失调,造成便秘、失眠、性情烦躁等症。这些都是高血压病患者并发脑卒中的易发因素。因此,高血压病患者在夏季要重视自身保健和防治。要经常补充水分,要坚持饮食治疗,要调整降压药物,要保证正常睡眠,远离空调。

（5）合理安排娱乐时间　长时间看电视对健康不利，对于高血压病患者可引起血压升高，且显像管发出的电子束比较强烈，长时间看电视以后，会引起神经系统的疲劳和感官能力的减退。连续看电视5 h之后，血压会有一定程度的升高，称之为"升压反应"。而且几乎所有高血压患者看完电视后血压都上升，约有1/3患者的血压到第二天还不能完全恢复。造成升压反应的原因可能与看电视时受到的闪光和声音的刺激、电视辐射、精神情绪的应激反应等综合影响有关。

在看电视时应注意以下方面：

① 室内光线不宜太暗，最好有较弱的侧光照明。

② 避免电视屏幕跳跃、闪烁。

③ 连续看电视的时间不宜过长，一般不超过2 h为宜。距离电视机屏幕不宜过近。

④ 电视连续观看40 min左右，就应休息一下再接着看。

⑤ 观看的电视节目感情色彩内容不宜过于刺激和紧张，尤其是高血压并伴有心、脑血管并发症者更应注意，以免过于激动时发生意外。

⑥ 在看电视时如感到疲乏，应闭目休息数分钟或出去散散步。看完电视后不宜马上就寝，应用凉水洗一下脸或用湿毛巾擦擦脸后再睡觉，这样可以避免眼睛疲乏。

定时在室内外做有氧运动，增强身体防病抗病能力，保持血压稳定。

73　为什么说高血压病患者适当运动有益?

　　① 运动可以改善血液循环,提高心血管功能。体育锻炼可以使心脏的排血量增加,使人体内组织的供血改善,可以解除高血压病患者的小动脉痉挛,促进血液循环,使血压下降,高血压的症状减轻。

　　② 可以促进机体代谢,降低体重,控制肥胖。适当的体育锻炼可以提高全身的代谢,具有减轻头痛、失眠、肢体麻木等症状的作用。由于体育锻炼可促进代谢,因此,可帮助体内血脂的清除,有利于防止动脉粥样硬化的发展。

　　③ 可以提高高血压病患者的体质,增强抗病能力,预防高血压病的并发症。体育锻炼是高血压病患者自我疗法的主要内容,它不仅能增强体质、提高免疫力,还能增加降压药物疗效的发挥,所以,对于高血压病患者,可以达到预防脑卒中、冠心病、动脉粥样硬化的作用。

74　高血压病患者合理运动及注意事项是什么?

　　运动疗法仅适于身体体质比较好、没有出现严重并发症的高血压病患者。若高血压病患者进行不适当的运动,有可能发生与运动有关的猝死,因此,运动疗法只适合于具备一定身体条件的高

血压病患者,并且要在医师的指导下选择适当的运动项目进行锻炼。对于进行体育锻炼的高血压病患者有以下注意事项:

① 要树立信心,坚持锻炼。无论是哪一种锻炼,患者都应树立乐观主义精神,增强与疾病做斗争的信心和决心,这样才能调动人体内部的积极因素。对体育锻炼要认真对待,要有恒心和毅力,只有持之以恒,才能取得好的疗效。

② 要循序渐进,量力而行,先从轻度或中等强度的运动开始,逐渐加大运动量。体育锻炼也是一门科学。高血压病患者要根据自己的特点,既不要使身体过度劳累,更不要做自己身体不能耐受的运动。尤其是老年患者,各方面体力都减弱,一定要量力而行,循序渐进,逐渐适应,以免运动过于劳累,反而引起其他不适。

③ 要合理安排体育锻炼。高血压病患者要选择合适的体育锻炼项目,可根据自己的身体特点选择合适的 1～2 个运动项目,如散步、太极拳等。锻炼时间不要过长,以不感到过分疲劳为度。锻炼后应适当休息,这样劳逸结合,可以获得体育锻炼的最佳效果。散步和慢跑不需要专门设备,方便易行。最好结伴锻炼。开始锻炼时最好有指导地进行。

④ 运动期间不要离家或工作单位太远。

⑤ 避免长时间静止站立,避免过度低头,不要闭气。

⑥ 如果出现心、脑、肾并发症,则应暂停一切运动,积极进行治疗。

⑦ 凡高度用力、屏气使劲、运动强度大、精神高度紧张的运动项目都不适合高血压病患者。不要进行强度太大或快速激烈运动。如运动后有头昏、胸闷、气短、不想吃东西、睡眠不好、疲乏等现象,说明有可能是运动量过大了,要注意调整运动强度。如运动量不适宜,高血压者可能发生与运动有关的猝死,故运动时出现呼

吸困难或胸痛症状时,马上测量脉搏数,以每分钟不超过110次为宜。如果患者在减少运动量后,仍出现头晕、胸闷等不适症状,应停止运动锻炼,必要时去医院就诊,以免发生意外。

⑧ 高血压病患者应在医师指导下选择适当的运动项目,同时要按时服用有效的降压药物。

⑨ 在饱食后、身体感觉不适、情绪不佳或气候异常的情况下,不要进行锻炼。

75 高血压病患者如何选择适合的运动?

体育运动已成为高血压病患者非药物治疗的重要内容之一。

① 运动方式。高血压病患者选择轻松适中的运动最为适宜,这有利于长期坚持,也不致因运动量过大而引起血压过大的波动。高血压病患者应避免强体力运动,运动强度过大可使收缩压和舒张压同时升高,有诱发心脑血管并发症急性发作的危险。

高血压病患者选择的运动方法应当是简便易学、动作柔和、不过于劳累的运动项目,如打太极拳、散步、慢跑、体操以及一些球类如高尔夫球、保龄球、乒乓球、羽毛球等。早期的高血压病患者心功能较好或者说体质较好,也可参加一些郊游、游泳、骑自行车活动。高血压病患者进行体育锻炼项目,要看具体情况而定,一定要避免运动强度过大,要量力而行、循序渐进,防止不适当的运动给身体带来的损害或使病情加重。

② 运动量。因人而异确定适当的运动量,对高血压病患者非

常重要。活动量过少则达不到预期目的;活动量过大易使血压升高,甚至发生不良后果。目前普遍采用运动时的心率确定运动量,根据患者的年龄用公式计算运动时需要达到的心率:210－年龄＝最大心率。为安全起见,用最大心率的 50％～70％作为运动量的指标,使运动时的心率控制在 100～125 次/分或运动后心率增加不超过运动前的 50％为宜。运动时间一般要求每周 3～5 次,每次持续 20～60 min,可根据运动者身体状况和所选择的运动种类以及气候条件等而定。一般轻度高血压病患者可进行快走、体操、乒乓球等运动方式;中度高血压病患者可采用慢跑、太极拳等;重度高血压病患者可做肢体按摩活动。有些运动如举重会升高血压,冬泳会刺激血管收缩,增加外周阻力,引起血压升高,都应避免采用。

　　运动要坚持三个原则:有恒、有序、有度。即长期规律地、循序渐进地、按各人具体情况适度地运动,才能收到最大效果。过度运动可造成心血管意外或猝死。由于大多数高血压病患者为中老年人,在进行体育锻炼时,开始的运动量要小,锻炼的时间不宜过长,应循序渐进,根据病情和体力逐渐增加运动量。

76　什么是高血压病的一、二、三级预防?

　　高血压病的一级预防就是在高血压病尚未发生,或处于亚临床阶段时就采取预防措施,控制和减少高血压病的危险因素,以减少个体发病概率和群体发病率,从而在根本上扼制高血压病对人健康的危害,这是一种最积极的预防措施。一级预防有"全人群策略"和"高危人群策略"。全人群策略是干预全社会人群,促进人们从儿童青少年时期就采取健康的生活方式和行为。高危人群策略是根据高血压病家族史,儿童青少年时期血压升高史和肥胖,寻找将来可能发生高血压病的高危人群及早预防。相比之下前者更具有潜力及深远意义。一级预防可使高血压病的发病率下降55%,继之并发症发生率、医疗费用均可大幅度下降。

　　高血压病的二级预防是指对已经发生高血压病的患者采取有系统的、有计划的全面的治疗,以预防高血压病病情进一步发展和并发症的发生。包括已经采取的高血压一级预防措施。对已经患了高血压病的患者应早发现、早诊断、早治疗,要及时将血压控制在理想水平,同时积极控制高血压的危险因素,防止病情进一步加重,预防心、脑、肾等重要脏器并发症的发生。

　　高血压病的三级预防是指重度高血压病的抢救和对高血压病患者严重并发症如急性心力衰竭、脑卒中的及时处理,控制病情发展,抢救患者生命,降低病死率,也包括病情稳定后的康复治疗。

77　如何做好高血压病的一级预防?

做好高血压病的一级预防要注意以下几个方面:

（1）改善饮食结构

① 限盐。

② 增加钾、钙、优质蛋白的摄入。

③ 每日 1 袋牛奶,每袋牛奶 237 mL,含有优质蛋白质,并含钙约 280 mg,容易吸收,还有轻度降低血胆固醇的作用。

④ 每日 250 g 左右碳水化合物,相当于主食 300 g,其量因人而异,少至 150 g,多至 500 g。通过主食的调控,可调控血糖、血脂、体重。

⑤ 每日 3 份高蛋白食品,也可增至 4 份。每份高蛋白食品相当于 50 g 瘦肉,或 25 g 黄豆,或 100 g 豆腐,或 10 g 鱼虾,或 100 g 鸡、鸭肉,或 1 个鸡蛋。

⑥ 食物有粗有细,粗细粮搭配,有明显的蛋白互补作用,可提高蛋白质利用率,粗粮的纤维素有助于降血脂,预防糖尿病。

⑦ 不吃过甜的食品,过多甜食会促进肥胖、高胆固醇血症、高甘油三酯血症。

⑧ 控制饮食总量,少食多餐,在每日摄入量不变的情况下,早、中餐所占比例大,有利于降血脂、降体重。少食多餐可以使血糖波动幅度和胰岛素分泌幅度变化减缓。

⑨ 每日进食蔬菜 400 g 及水果 100 g 以补充维生素、纤维素、微量元素。

⑩ 每日饮用红葡萄酒 50～100 mL,能升高高密度脂蛋白胆固醇,减轻中、老年人动脉粥样硬化。

⑪ 食用黄色蔬菜如胡萝卜、西红柿、南瓜、玉米、红薯等,这些蔬菜均富含胡萝卜素,在体内能转化成维生素 A。

⑫ 适量饮用绿茶,绿茶含茶多酚最多,有较强的抗氧化自由基、抗动脉粥样硬化和防癌作用。

⑬ 食用燕麦,它含有高膳食纤维,有许多微量元素,有降血脂的作用。

⑭ 每日食用 10～15 g 黑木耳,黑木耳有明显的抗血小板聚

集、抗凝、降胆固醇作用。

（2）限烟限酒

如吸烟者不能彻底戒烟,可劝其减少吸烟量至每日 5 支以下。酒对心血管有双向作用,已有饮酒习惯者,每天饮酒不可超过 50 mL 白酒,啤酒不宜超过 300 mL,总之喝酒越少越好。

（3）适当运动

中老年人不提倡无氧代谢运动,如举重、百米赛,而提倡步行、慢跑、蹬山、骑车、球类、游泳、健身操等大肌群节律性的有氧代谢运动。各人可随意选择进行,通常掌握每日步行 3 km,时间 30 min 以上,每周运动 5 次以上,运动后心率加年龄约为 170 次/分的中等度运动量。身体素质好,有运动基础者,年龄加心率可到 190 次/分左右;身体素质差者,年龄加心率到 150 次/分左右即可,否则会产生无氧代谢,造成不良后果。

（4）心态平衡

在所有保健措施中,心态平衡是关键。保持良好的情绪几乎可以调整身体所有的不利因素。

（5）注意"双三十制"

一是 3 个"30 s",夜间醒来先静卧 30 s,然后坐起 30 s,再下垂双下肢 30 s,再下地活动可无心肌缺血危险;二是 3 个"30 min",每日上午步行 30 min,晚饭后步行 30 min,中午午睡 30 min。有研究表明,有午睡约 30 min 习惯者冠心病病死率减低 30%。

（6）从儿童时期开始预防、培养孩子良好的生活习惯。

78 如何做好高血压病的二级预防?

做好高血压病的二级预防要注意以下几个方面:

① 落实一级预防的措施。

② 进行系统正规的抗高血压治疗。积极合理地进行降压治疗,将血压控制在 135/85 mmHg 左右,心、脑血管病的危险性明显降低。

③ 防止心、脑血管并发症。不同的降压药均可使血压下降,但其对靶器官的影响各不相同,如血管紧张素转换酶抑制剂、受体阻滞剂等在降压的同时并可逆转左心室肥厚,血管紧张素转换酶抑制剂在降压的同时可改善左心室功能,而其他降压药则无此作用。同是钙拮抗剂维拉帕米(异搏定)在降压的同时可使心肌梗死复发率减少,而硝苯地平(心痛定)则使之增加。

④ 积极治疗其他合并的疾病。高血压病的二级预防本身就是动脉粥样硬化、冠心病、脑卒中的一级预防,而许多其他危险因素的并存,使冠心病的发病率成倍增长。因此,只有进行戒烟、限量饮酒、控制体重、适当运动、保持心理平衡等综合治疗,方可取得最佳的效果。

⑤ 定期进行血压监测。发现病情变化时,及时就诊。

79　如何做好高血压病的三级预防?

做好高血压病的三级预防要注意以下几个方面:

① 医师与患者亲属紧密配合,严密观察重度高血压病患者。及早发现、及时处理和抢救高血压病严重并发症。

② 及早明确诊断出现严重并发症的高血压病患者,及时采取强有力的针对性治疗措施。控制病情发展,挽救患者生命。

③ 有严重并发症的高血压病患者,一旦病情稳定后,必须进行全面的康复治疗,以改善预后,提高患者生存质量。

80　如何预防儿童高血压?

在临床工作中发现,有一部分高血压患者在儿童时期就有一定表现,并且血压常常随年龄的增加而升高。食盐过多的习惯许多是在儿童时期就养成的。预防儿童高血压的发生要做到以下几点:

① 加强健康教育,提高全社会对预防儿童高血压重要性的认识。学校和医院要把测量血压作为少年儿童定期身体健康检查的项目之一。

② 减轻学习上的精神负担,消除长期过度的精神紧张和压力,做到生活有张有弛,劳逸结合,情绪稳定,从而防止血压升高。

③ 养成良好饮食卫生习惯,饮食宜清淡少盐,多吃蔬菜、水果及高蛋白质食物(如瘦肉、鸡蛋、鱼、豆类制品等),并注意补钙(如牛奶、豆制品等)。肥胖者要注意节制饮食,减轻体重,少吃高脂肪、高胆固醇食物。儿童饮食应尽量做到定时定量,防止偏食,少吃零食和甜食。

④ 少年儿童应禁止吸烟、禁止喝酒。

⑤ 注意防止外界噪声的干扰。

⑥ 鼓励儿童多参加体育运动锻炼。特别对于肥胖儿童,减轻体重的有效措施在于体育运动,并辅以饮食限制。

⑦ 有病早治。凡有高血压家族史或肥胖的儿童应定期检测血压,若发现血压偏高,则应采取积极措施,首先给予饮食调整和运动锻炼的非药物治疗。对已确诊的儿童期高血压病患者,应及时进行药物治疗,终生控制血压发展,避免产生并发症。而对于儿童继发性高血压患者,在医院检查明确诊断后,针对引起高血压的原发疾病如急、慢性肾炎进行治疗后,血压可恢复正常。

81 如何预防女性特殊生理期的高血压?

女性由于生理上的特殊性,在妊娠期和口服避孕药的少部分妇女中,容易发生特有的高血压,应注意预防。

(1)妊娠高血压综合征

妊高征多发生于妇女妊娠 24 周与产后两周,严重时会出现抽搐、昏迷,因而威胁母子生命,所以要注意预防。

① 做好孕期保健工作,了解妊娠前和早孕时血压水平。

② 每次产前检查除常规测量血压外,还应测量体重,检查尿内是否有蛋白。

③ 对有妊高征家族史,既往有高血压、肾脏病、糖尿病以及多胎妊娠,羊水过多的孕妇应作为重点观察和预防对象,可增加产前检查次数,密切注意病情变化。

④ 如果血压达到或超过 150/100 mmHg 水平即需要住院治疗,以防止妊娠高血压病情的发展。

(2)口服避孕药

部分妇女在服用避孕药数月至数年后可有血压升高,发生率为 0~10%,有个体差异。由于青年妇女基础血压较低,即使血压升高 10~20 mmHg 有时也难以达到高血压标准,因此,服用避孕药要定期随访测量血压。目前,医学上尚难确定服避孕药后是否产生高血压,但服药后如收缩压和(或)舒张压升高明显者,尤其血压超过 140/90 mmHg 时,应考虑避孕药引起的高血压。这种高血压多属轻度,80%的患者停用避孕药后 1~12 个月内血压即降至正常。另有 20%的患者可能仍有高血压,其原因尚不清楚,可考虑先使用螺内酯(安体舒通),25~200 mg/d,1 个月后若无效可加用氢氯噻嗪或普萘洛尔。其预防措施如下:

① 在口服避孕药前,要询问病史,发现身体肥胖,有高脂血症、糖尿病、妊娠高血压或高血压病史、肾病史及有心脑血管病家族史的妇女,最好不用口服避孕药,而改用其他避孕措施。

② 服药前须进行体格检查,如测量血压、体重、化验血脂、血糖及肝肾能,以及妇科检查等,并注意定期测量血压,一般第一年每 3 个月测量血压 1 次,以后每半年检查 1 次。

82　中成药降血压比西药安全么?

有很多中药有降压作用,但中药起效缓慢,有些中药需要吃比较长的时间以维持稳定的血压不反弹;对中药的安全性依然要到正规的医院中医科听医师的建议,保证自己治疗疾病的安全和健康。

83　如何用针灸治疗高血压病?

针灸疗法可调节神经系统,改善心血管功能,扩张小动脉,使血压下降。针灸治疗高血压,除了用毫针、艾灸外,还有耳针、梅花针、穴位注射、穴位激光照射等方法。治疗时多取具有宁心安神、补肾作用的穴位。针灸不仅可以降低血压,还可以改善症状、改善疗效、调节机体功能等,是一种常用的非药物疗法,在高血压的治疗中起非常重要的作用。

(1)体针

最常用的毫针为 26~30 号,5~10 cm 长。根据中医辨证,实证用泻法,虚证用补法或平补平泻法。较为有效,适用于各型高血压。一般每次选用 6~8 个穴位,留针 15~30 min,每日或隔日针刺1次,10 次为 1 个疗程,休息 5~7 日,再进行下 1 个疗程。常用穴位有风池、百会、合谷、内关、肾俞、太冲、少海、肝俞、行间、丰隆、太溪、曲池、绝骨、三阴交、足三里、阳陵泉、气海、脾俞、命门等。透针用内关透外关，曲池透少海等。

（2）灸治

灸治是用点燃的艾条或艾炷放在体表的一定穴位上熏灼、温熨，借灸火的热力和药物穿透作用，达到温通经络气血，治病和保健的目的。灸法临床多用于虚寒性病症，而高血压多属阴虚阳亢型，故高血压一般不用灸治。艾灸足三里、绝骨，每灸 3～7 壮，至灸穴上能见到小泡为度，灸毕盖以小胶布，促使发生灸疮，待灸疮愈合后再灸能够降低血压。艾灸涌泉、石门也有调节血压的作用。

（3）耳针

耳针是应用毫针刺法或穴位贴压法来刺激耳部有关穴位的一种方法，以降低或稳定血压，改善各种症状，主要用于Ⅰ期、Ⅱ期高血压，操作简便，无不良反应，较为有效。常用耳穴有高血压穴（耳屏前下方）、降压沟（对耳轮下脚沟）、耳尖（耳郭上面的顶端处）、神门、心区、交感、降压点、皮质下、内分泌、脑干、眼区等。每次选其中 1～2 个穴位，留针 30 min，7～10 日为 1 个疗程。也可用埋针法或用王不留行籽、磁珠代替埋针，每日按压 2～3 次。

（4）头皮针

头皮针是针对高血压病患者的不同病情，用毫针刺激头皮特定点区的穴位，以降低或稳定血压，改善各种症状的一种方法。常用穴位有额前区、清醒区、胸腔区、血管舒缩区、双足运动区、三针区等。

（5）梅花针

梅花针又称七星针、皮肤针，是用 5～7 支不锈钢针集中固定在针柄的一头制成梅花针，用梅花针叩打体表穴位达到治疗作用。

轮叩用力稍小,使局部皮肤充血潮红即可;重叩用力较重,以皮肤出血为度,重叩后应将局部皮肤消毒并保持清洁,以防感染。叩打的部位同体针穴位。每次 15 min,每日或隔日 1 次,7~10 次为 1 个疗程。梅花针治疗早期高血压有较好的疗效,以 30~50 岁效果较好。治疗次数不宜太少,一般在 1~2 个疗程以后降压较好,2~3 个疗程时疗效更明显。

(6) 激光穴位照射

采用氦-氖激光治疗仪,照射人迎穴,间距 50 cm,时间3 min。10 次为 1 个疗程。也可配合曲池、足三里及耳穴降压沟等照射。

(7) 穴位注射法

穴位注射法又称水针疗法,是指用注射器将药物注入穴位内,通过穴位和药物双重作用,达到降低或稳定血压,改善各种症状的目的。常用足三里、合谷、内关、太冲、曲池。常用药物:普鲁卡因、维生素 B 注射液、清开灵注射液、龙胆草注射液、川芎嗪注射液、香丹注射液、脉络宁注射液等。常用注射药量为每穴 1~2 mL,5~10 次为 1 个疗程。

以上各种针灸疗法治疗高血压的技术必须由正规医院有经验的针灸科医师掌握操作。治疗时患者遵医嘱,精神放松,避免晕针、滞针或断针,如发现意外情况必须及时处理。如患者劳累、饥饿或精神紧张时,必须待其恢复正常后再进行治疗,以防出现意外。

84 推拿、按摩疗法能治疗高血压病吗?

　　推拿、按摩疗法能扩张血管,使心率减慢,呼吸加深,降低血压,减轻心脏负担,具有延年益寿的作用。按摩可提高机体的生理功能。它通过调节大脑皮质和自主神经系统的功能,可提高机体的免疫和防御能力,从而反射性地引起血管扩张,使血压降低,并可明显消除头痛、头晕、心悸、气短、失眠等临床症状。还可缓解身体疲劳、精神紧张,好的按摩手法治疗轻中度高血压有一定的疗效。

　　在高血压病患者坚持服用降压药物的同时进行按摩疗法,以抹、擦、梳、掖、揉、按等法降压好。

　　抹:就是抹前额。用双手的示(食)指或中指抹前额。

　　擦:用双手手掌摩擦头部的左右两侧。摩擦时用力不宜过大,以自觉舒适为好。

　　梳:双手手指微屈,两手十指好似虎爪般,先从前额发根开始,一寸一寸向头顶,再一寸一寸向脑后推,边推边梳,也可左右两手互相交替反复进行推梳 5~10 min。再进行掖、揉、按。

　　掖:就是掖动腰背部。先将左右手握拳,拳眼对贴着相应的腰背部左右两侧用力上下滚动,幅度可以尽量大一些,按摩 3~5 min 即可。

　　揉:揉动腹部。两手重叠,尽量用靠近腹部的一只手按紧小腹部轻轻揉动。揉动时应按顺时针方向转动 3~5 min。揉腹后一般血压会有大幅度的下降。

　　按:按摩穴位。常用穴位有肩井穴、合谷穴。

（1）按穴位

取穴：曲池、神门、内关、肾俞、肝俞、心俞、足三里、三阴交、阳陵泉、太冲。

手法：每次选 5 个穴位，轮换使用，用手指尖代替银针按压各穴位，每穴 1 min，每日 1 次，15 次为 1 个疗程。

（2）揉头颈

取穴：太阳、印堂、头维、攒竹、百会、风池、风府、公孙。

手法：先揉双侧太阳穴，顺、逆时针方向各 10 次。再推揉头后枕部至大椎两侧区域，从上至下重复 10～20 次，最后点按头部诸穴，每穴 1 min。

（3）推腹部

取穴：任脉循行部位关元、气海、中脘、大横、神阙。

手法：患者取仰卧位，沿任脉循行部位自上推揉腹部 20 次，然后按揉关元、气海、中脘、大横、神阙等穴，每穴1 min。

（4）摩腰背

取穴：腰背部督脉及足太阳膀胱经循行部位。

手法：患者取俯卧位，沿督脉及足太阳膀胱经循行部位，从上背部至腰骶部，按摩推揉，力量由轻渐重，重复 10 余次，以透热为度。

（5）捏脊

取穴：督脉循行部位穴位。

手法：按摩者拇指伸直，其他四指并成半握拳状，拇指腹正对食指第二指关节处,自大椎起,缓慢向下捏拿,直至长强穴,反复4～6次,15次为1个疗程。

（6）按摩

① 患者取坐位

推或揉法:可取眉心的印堂、外眉梢太阳穴、后枕两侧凹陷处风池穴和屈肘横纹头曲池穴。

五指拿法:由前头部到后头部,并点按以上诸穴,再拿风池穴和曲池穴。

② 患者取仰卧位推心窝到脐之间中点的中脘穴,脐下半寸气海穴,脐下3寸关元穴,点按膝盖外下3寸足三里穴,内踝上3寸三阴交穴,足心涌泉穴。

③ 患者取俯位推或揉按第5胸椎旁开半寸心俞穴、第7胸椎旁开半寸膈俞穴、第9胸椎旁开半寸肝俞穴、第2腰椎旁开半寸肾俞穴。

④ 双手拿肩部中间之肩井穴搓双胁肋部,以疏肝理气,可防治肝阳上亢所致的高血压。

⑤ 捏脊疗法从上而下,则颈部大椎至尾部3～5遍。患者可取腹式呼吸并意守丹田,治疗可每日或隔日一次,15～25次为1个疗程。按摩疗法根据患者的日常生活或工作情况,有计划地进行,每日定时进行治疗。按摩时要注意手法应缓慢轻柔,并避免精神紧张和过度疲劳。

86 足疗可以治疗高血压病吗?

中医经络学讲的是脚心是肾经涌泉穴的部位,手心是心包络经劳宫穴的部位,经常用手掌摩擦脚心,可健肾、理气、益智、交通心肾,使水火相济、心肾相交,能防治失眠、多梦等,对高血压病也有很好的疗效。足部与全身脏腑经络关系密切,承担身体全部重量,故有人称足是人类的"第二心脏"。刺激足穴可以调整人体全身功能,治疗脏腑病变。

中医学认为,人体五脏六腑在脚上都有相应的投影,脚部是足三阴经的起始点,又是足三阳经的终止点,踝关节以下就有六十多个穴位。如果经常用热水泡脚,能刺激足部穴位,促进血脉运行,调理脏腑,从而达到强身健体、祛除病邪、降压疗疾的目的。足浴时,水的温度一般保持在 40 ℃左右,太高太低都不好;水量以能没过脚踝部为好,双脚放热水中浸泡 5～10 min,然后用手按摩脚心。

桑枝、桑叶、茺蔚子各 15 g,水煎 2 L,浴足 30 min,每日 1 次,一剂药可用 2 次。功效:清热泻肝、降压。

磁石、石决明、党参、黄芪、当归、桑枝、枳壳、乌药、蔓荆子、白蒺藜、白芍、炒杜仲、牛膝各 6 g,独活 18 g。水煎 2 L,浴足 30 min,每日 1 次,1 剂药可用 2 次。功效:平肝潜阳、降压。

运用足疗调理高血压病时应注意:每日浴足后,自我按摩足部或他人互相进行足部按摩。节制饮食,忌食动物脂肪、刺激性食物及烟酒,限制食盐摄入量。注意劳逸结合,避免精神刺激。

足底按摩,就是依照反射区刺激的原理来做治疗的。按摩病变器官或者腺体的反射区带,使其恢复原有功能,达到治疗效果,保持健康的自然健康法。足疗处方:按摩全足,基本反射区(肾、肾上腺、输尿管、膀胱)。

重点反射区:大脑、垂体、额窦、三叉神经、腹腔神经丛、心、肝、脾、血压点、失眠点、胸部淋巴结、内耳迷路、盆腔淋巴结、腹腔淋巴结。重点反射区每部位按摩 10~20 下。每日足疗 1 次,10 d 为 1 个疗程,配合中药浴足方可起到事半功倍的效果。

87 气功可以治疗高血压病么?

气功对高血压有一定的治疗效果。一般取内养静功法,可以取坐姿或站姿。坐姿是坐于椅子上,双腿分开自然踏地,两手放于大腿上,手心向下,全身放松,心情怡静,排除杂念,意守丹田,口唇轻闭,双目微合,调整鼻息。站姿是身体自然站立,双脚分与肩平,两膝微屈,两手抱球放于身前,全身放松意守丹田,调整呼吸。每次 10~30 分钟,每日 1~2 次。

气功以放松功较好,也可酌用站桩功、强壮功等。练功原则强调"松"、"静"、"降"。要求配合意念和简单的动作。意念的部位宜低于心脏位置,如丹田、涌泉穴等。呼吸宜用顺呼吸法,不宜采用停闭呼吸法。要适当延长呼气,以提高迷走神经的兴奋性。动作宜采用大幅度的有松有紧、有张有弛的上下肢及躯干的交替和联合运动,切忌持续性紧张的长时间等长收缩运动。气功练习每天至少 1 次,每次 30~45 分钟。据报道,一次练功后可使收缩压下降,舒张压也有下降。一般在练功两周左右后见效。

太极拳:由于太极拳动作柔和,肌肉放松且多为大幅度活动,思绪宁静从而有助于降低血压。高血压患者练完一套简化太极拳后,收缩压可下降 10～20 mmHg,长期练习太极拳的老人安静时收缩压的平均值约比同年龄组老人低。高血压患者打太极拳时最重要的是注意一个"松"字,肌肉放松能反射性地引起血管"放松",从而促使血压下降。此外,打太极拳时要用意念引导动作,使思想高度集中,心境守静,这有助于消除高血压患者的紧张、激动、神经敏感等症状。

88 高血压病患者如何进行自我保健推拿?

自我保健推拿是一种简便易行,有确实疗效的保健疗法。操作前,取正位坐势,全身放松,双手掌放于大腿上,闭目静心,自然平静呼吸 5 min 后即按如下顺序操作:

① 用中指罗纹揉太阳穴;

② 握空拳,伸大拇指,用大拇指罗纹揉头维穴;

③ 用大拇指指峰揉率谷穴;

④ 用大拇指罗纹揉风池穴;

⑤ 用中指罗纹揉天柱穴;

⑥ 用双手小鱼际肌肉由前额向头部两侧抹、擦,再用大鱼际向颈项部两侧抹、擦;

⑦ 用大鱼际肌由上而下抹、擦颈两侧的扶突穴(胸锁乳突肌后缘,喉结旁开 3 寸处);

⑧ 用拇指按揉曲池穴；

⑨ 用拇指和食指同时捏压内关穴和外关穴；

⑩ 用拇指按揉阳陵泉穴；

⑪ 用拇指按揉足三里穴；

⑫ 起立，双手缓缓抬起，提肩，做扩胸吸气后再缓缓放下两手，并做呼气。

上述手法的顺序为：头—颈—上肢—下肢。每日行1～2次，每次1分钟左右，用力中等，以按摩时局部有酸胀感为度。

89 高血压病患者如何进行自我按摩保健？

（1）梳头功

① 两手十指分开，虎口相对，指尖紧贴头皮，由前额上缘发际开始，逐渐向后做来回梳抓动作，每拍梳抓1次，8次到达颈部。

② 两手指尖由前额两侧发际开始，逐渐向侧、向后做来回梳抓动作，每拍梳抓1次，8次到达颈部。

（2）额部按摩功

① 两手掌心向下，手指自然弯曲，拇指按太阳穴，食指紧贴额部，由中间向两侧摩。每指按摩1次，做8次。

② 两手姿势同上，食指紧贴眉眶，由中间向两侧按摩。每拍按摩1次，做8次。

（3）发根、颈部按摩功

① 两手掌心向面，拇指按太阳穴，食指放于前额发际，做回旋

按摩,每拍1次,连做4次。

② 两手手指自然分开,手指、手掌紧贴头皮,用力由发际开始向后下抹至颈部。每拍按摩1次,连做8次。

(4) 耳功

① 按摩耳轮:两手半握拳,以拇、食两指捏住耳朵上部(拇指在耳后,食指在耳前),由上向下摩擦。连做16次。

② 按摩降压沟:两手半握拳,以食指指腹在耳朵所有的凹陷处摩擦,连做16次或用拇指和食指捏住降压沟,从上而下按摩16次。

(5) 两手掌心紧按耳朵,拇指向下,四指相对,中指位于枕骨,食指压在中指上,食指由上向下滑动叩击枕骨,叩击时要用力,应听到咚咚声响。每拍1次,连做16次。

90 什么是高血压病的药枕疗法?

药枕就是将枕头中装上药物,用以防病、健身、治病等。药枕不仅可以强身健体,还可以防治多种慢性疾病。

高血压病保健药枕是针对高血压病病因特点,集中历代医家的经验,根据辨证施治理论,选用具有辛凉走窜、芳香清透的性能,有平肝潜阳、宁心安神,清脑明目作用的药物。应用时,根据不同患者的临床辨证,选用野菊花、夏枯草、决明子、蔓荆子、半夏、桑叶、磁石、白芍药、蚕沙等其中的部分药物,适量粉碎后,装入枕心,即可使用。药枕可通过气味及药物直接渗透头部皮肤,进入体内起到疏通气血,调整阴阳的功能,可以使血压降低、稳定。对于高血压病引起的头痛、头晕、耳鸣、失眠、健忘等症状有明显的效果。

（1）菊芎丹白枕

【方药】 菊花 100 g，白芷 200 g，牡丹皮 200 g，川芎 400 g。

【用法】 装入枕芯，枕头。对白芷气味不适应者，用量适当减少；体胖、午后潮热者，牡丹皮可加至 300 g；头痛遇寒即发者，可加细辛 200 g。

（2）绿豆菊花枕

【方药】 干绿豆皮适量，干菊花适量。

【用法】 共装入枕芯。

91 哪些食物有降压作用？

萝卜：味辛甘性凉。可消积滞、化痰热、散淤血、解酒毒、降血脂、软化血管，常吃能预防冠心病和动脉硬化。主要吃法是萝卜猪骨汤、萝卜海带瘦猪肉汤，清淡味美。

玉米：味甘性微寒。能清胃热、利小便，降血脂。主要吃法是肉片蛋花玉米、海参瘦肉玉米。

冬菇（或鲜菇）：味甘性平。可益胃气，降血脂，治佝偻病，治贫血。主要吃法是冬菇瘦 猪肉汤、鲜菇鲩鱼汤、冬菇鸡脚汤等。

黄豆：味甘性寒。可健脾宽中，润燥消火，降胆固醇。主要吃法是番茄黄豆煲瘦猪肉、黄豆马铃薯兔肉汤等。

大枣（黑枣）：味甘性温。可补脾和胃，养血安神，益气生津，滋补肝肾，降胆固醇。主要吃法是黄豆大枣火腿汤、大枣花生排骨汤、大枣花生八宝粥等。

豆腐:性味甘凉。可益气和中,生津润燥,清热降火,降胆固醇。主要吃法是豆腐鱼头汤、豆腐白菜汤等。

海带:味甘性寒。可软坚、行水。可降胆固醇,冠心病者常吃海带有益。主要吃法是煲海带绿豆瘦猪肉汤、蒜蓉海带丝等。

山楂:味酸甘性微温。可消食积、散淤血、驱绦虫、止痢疾,并可强心、扩张血管和降血压、降低胆固醇等。主要吃法是山楂麦芽鱼片汤、山楂银耳汤等。

牛奶:味甘性平。可补虚补钙,益肺胃,生津润肠,并降胆固醇。主要吃法是牛奶煲鸡汤、牛奶冲鸡蛋等。

花生:味甘性平。可悦脾、降胆固醇。主要吃法是花生大枣鸡肉汤、山药花生瘦猪肉汤等。

92 高血压病患者应该喝什么粥?

(1) 芹菜粥 芹菜连根 120 g,粳米 250 g。将芹菜洗净,切成六分长的段,粳米淘净。芹菜,粳米放入锅内,加清水适量,用武火烧沸后转用文火炖至米烂成粥,再加少许盐和味精,搅匀即成。

(2) 菊花粥 菊花末 15 g,粳米 100 g。菊花摘去蒂,上笼蒸后,取出晒干或阴干,然后磨成细末,备用。粳米淘净放入锅内,加清水适量,用武火烧沸后,转用文火煮至半成熟,再加菊花细末,继续用文火煮至米烂成粥。每日两次,晚餐食用。

(3) 绿豆海带粥 绿豆、海带各 100 g,大米适量。将海带切碎与其他2味同煮成粥。可长期当晚餐食用。

（4）荷叶粥　新鲜荷叶1张，粳米100 g，冰糖少许。将鲜荷叶洗净煎汤，再用荷叶汤同粳米、冰糖煮粥。早晚餐温热食。

（5）何首乌大枣粥　何首乌60 g，加水煎浓汁，去渣后加粳米100 g，大枣3～5枚、冰糖适量，同煮为粥，早晚食之，有补肝肾、益精血、乌发、降血压之功效。

93　高血压病患者应该喝什么茶?

高血压病是中老年人的一种常见病，患者除了应坚持药物治疗外，经常用中药泡茶饮用也能起到很好的辅助治疗作用。

杜仲茶：杜仲具有良好的降血压、降血脂、抵消药物不良反应、提高机体免疫力、防止肌肉骨骼老化等作用。宝芝林杜仲降压茶在舒张血管的同时还可以改善血管的弹性，使硬化的血管恢复原有的弹性，从而恢复血压的自我调节机制，达到降低血压的目的。

罗布麻茶：罗布麻茶是世界上到目前为止唯一没有不良反应的绿色降压茶，罗布麻茶又讲究原产地野生的为最好，罗布泊周边所产的罗布麻是最好的，有效成分高于其他地区罗布麻72.4倍。

罗布麻茶对各种类型的高血压有着较好的效果，罗布麻茶的降压原理不同于西药，但它是通过调节内分泌平衡改善心脏功能，恢复血管弹性，提高血液运行质量，降低血液黏滞性等作用来实现的，很多西药是针对指标的，也就是说单纯降血压。而罗布麻茶的降压原理是通过罗布麻中的天然有效成分，来提高心脏和血管的功能,降低血脂,提高血压的抗氧化能力从而达到降血压的目的。

菊花茶:所用的菊花应为甘菊,其味不苦,尤以苏杭一带所生的大白菊或小白菊最佳,每次用 3 g 左右泡茶饮用,每日 3 次。也可用菊花加金银花、甘草同煎代茶饮用,有平肝明目、清热解毒之特效。对高血压、动脉硬化患者有显著疗效。

山楂茶:山楂所含的成分可以助消化、扩张血管、降低血糖、降低血压。同时经常饮用山楂茶,对于治疗高血压具有明显的辅助疗效。其饮用方法为,每天数次用鲜嫩山楂果 1～2 枚泡茶饮用。

荷叶茶:中医实践表明,荷叶的浸剂和煎剂具有扩张血管,清热解暑及降血压之效。同时,荷叶还是减脂去肥之良药。治疗高血压的饮用方法是:用鲜荷叶半张洗净切碎,加适量的水,煮沸放凉后代茶饮用。

槐花茶:将槐树生长的花蕾摘下晾干后,用开水浸泡后当茶饮用,每天饮用数次,对高血压患者具有独特的治疗效果。同时,槐花还有收缩血管、止血等功效。

首乌茶:首乌具有降血脂,减少血栓形成之功效。血脂增高者,常饮用首乌茶疗效十分明显。其制作方法为取制首乌 20～30 g,加水煎煮 30 min 后,待温凉后当茶饮用,每天 1 剂。

葛根茶:葛根具有改善脑部血液循环之效,对因高血压引起的头痛、眩晕、耳鸣及腰酸腿痛等症状有较好的缓解功效。经常饮用葛根茶对治疗高血压具有明显的作用,其制作方法为将葛根洗净切成薄片,每天 30 g,加水煮沸后当茶饮用。

莲子心茶:所谓莲子心是指莲子中间青绿色的胚芽,其味极苦,但却具有极好的降压去脂之效。用莲心 12 g,开水冲泡后代茶饮用,每天早晚各饮 1 次,除了能降低血压外,还有清热、安神、强心之特效。

决明子茶:中药决明子具有降血压、降血脂、清肝明目等功效。经常饮用决明子茶可治疗高血压。用15～20 g决明子泡水,每天数次代茶饮用,不啻为治疗高血压、头晕目眩、视物不清之妙品。

桑寄生茶:中草药桑寄生为补肾补血要剂。中医临床表明,用桑寄生煎汤代茶,对治疗高血压具有明显的辅助疗效。桑寄生茶的制作方法是,取桑寄生干品15 g,煎煮15 min后饮用,每天早晚各1次。

玉米须茶:玉米须不仅具有很好的降血压之功效,而且也具有止泻、止血、利尿和养胃之疗效。泡茶饮用每天数次,每次25～30 g。在临床上应用玉米须治疗因肾炎引起的水肿和高血压,疗效尤为明显。

94 高血压病患者适宜吃什么食物?

(1) 碳水化合物食品

适宜的食品:米饭、粥、面类、葛粉、汤、芋类、软豆类。

(2) 蛋白质食品

适宜的食品:牛肉、猪瘦肉、白肉鱼、蛋、牛奶、奶制品(鲜奶油、酵母乳、冰淇淋、乳酪)、大豆制品(豆腐、纳豆、黄豆粉、油豆腐)。

(3) 脂肪类食品

适宜的食品:植物油、少量奶油、沙拉酱。

(4) 维生素、矿物质食品

适宜的食品:蔬菜类(菠菜、白菜、胡萝卜、番茄、百合根、南瓜、茄子、黄瓜)、水果类(苹果、橘子、梨、葡萄、西瓜)、海藻类、菌类宜煮熟才吃。

(5)其他食物

适宜的食品:淡香茶等。

95 高血压病患者不宜吃什么食物?

(1)碳水化合物食品

应忌的食品:番薯(产生腹气的食物)、干豆类、味浓的饼干类。

(2)蛋白质食品

应忌的食物:脂肪多的食品(牛、猪的五花肉、排骨肉、鲸鱼、鲱鱼、金枪鱼等、香肠)。

(3)脂肪类食品

应忌的食品:动物油、生猪油、熏肉、油浸沙丁鱼。

(4)维生素、矿物质食品

应忌的食物:纤维硬的蔬菜(牛蒡、竹笋、豆类)、刺激性强的蔬菜(香辛蔬菜、芒荽、芥菜、葱、芥菜)。

(5)其他食物

应忌的食物:香辛料(辣椒、咖喱粉)、酒类饮料、盐浸食物(咸菜类、咸鱼子)、酱菜类、咖啡。

五味食物搭配可以预防高血压病吗?

　　高血压病患者日益增多,源于人们生活水平的提高,中医将食物大致分为五类:酸、苦、甘、辛、咸。中医专家指出,预防高血压,在选择食物上要注意五味的合理搭配。预防高血压的饮食口诀,即:"半斤牛奶二两肉,一斤蔬菜八两谷。一个鸡蛋五克盐,水果绿茶享清福。不抽香烟少喝酒,乐观开朗又无忧。每天早上跑跑步,保你腰带不变粗。"高血压吃什么好,没有绝对的标准,但是高血压的饮食原则就是五味不过量。

　　食物不过甜:限糖。含糖高的食品主要是米、面、糕点等。建议主食要粗细搭配,如玉米、小米、豆类、荞麦、薯类等。最好不吃或少吃油饼、油条、炸糕、奶油蛋糕、巧克力、奶类雪糕等。

　　食物不过咸:限盐。健康成年人每天盐的摄入量不宜超过 6 g,其中包括通过酱油、咸菜、味精等调味品摄入的钠盐。

　　食物不过辛:限制饮酒。酒也属于"辛"类食物,男性每天饮酒精不超过 30 g。即葡萄酒 100~150 mL;啤酒小于 500 mL;白酒小于 50 mL。女性则减半,孕妇不宜饮酒。不提倡饮高度烈性酒。

　　食物不过苦:过食可致食欲不振。苦味食物主要是苦麦菜、芹菜、芥菜、苦瓜、咖啡等。苦能清热,适当吃些有苦味的蔬菜是有好处的,可以清肝火、心火。不过,苦味寒凉,过食则损伤脾胃,导致食欲不振或腹痛腹泻等,影响食物的消化吸收。

　　食物不过腻:限制脂肪过高食品。生活中要限制家畜肉类(尤其是肥肉)、动物油脂(如猪油)、奶油糕点、棕榈油等高脂肪和蛋类制品、蛋黄、动物内脏、鱼子及鸡皮、鸭皮等高胆固醇食物的摄入。

每天不超过 250 g 新鲜牛奶或酸奶。每天肉类控制在 75 g 以内,主要是瘦肉,如猪、牛、羊及鸡、鸭等禽类肉食。

97　高血压病患者吃什么水果好?

　　高血压病患者多吃一点水果,可以起到一定的辅助治疗作用,比较适合高血压病患者食用的水果有苹果,苹果内含苹果酸、枸橼酸、维生素 A、维生素 B、维生素 C 等 10 多种营养素。常食苹果可改善血管硬化,有益于食盐过多的高血压病患者。它可以降低血压、降低血液中的胆固醇;

　　橘子中含有的尼克酸和维生素 C,对于降低胆固醇和血脂很有帮助;

　　猕猴桃对于预防和治疗高血压、降低胆固醇均有效果;

　　香蕉含淀粉、果胶、维生素 A、维生素 B、维生素 C、维生素 E 等物质。能清热降压,利尿解酒。富含钾的香蕉,不但降血压还有保护肠道的作用;

　　柿子也是一种防治动脉硬化、降低血压的水果。

　　鲜梅富含枸橼酸、苹果酸、琥珀酸,有降压、安眠、清热生津作用。

　　山楂能扩张血管,降低血压,降低胆固醇。

　　荸荠含粗蛋白、钙、磷、铁、维生素 C 等多种营养物质,药用鲜荸荠有良好的降压和化痰作用。

　　对慢性肝炎引起的高血压,蜜橘可以提高肝脏解毒作用,加速治疗由胆固醇引起的消化功能紊乱。

从菠萝汁中提出的蛋白水解酶,临床上用作抗水肿和抗类风湿。常食菠萝能加强体内纤维蛋白的水解作用。

98 高血压病患者的食疗方案有哪些?

（1）口蘑白菜

白菜 250 g,干口蘑 3 g,酱油、白糖、精盐、味精、植物油适量。①白菜洗净切成 3 cm 段,口蘑温水泡发。②油入锅内烧热后,将白菜入锅炒至七成熟,再将口蘑、酱油、糖、盐入锅。③炒熟后,放入味精搅拌均匀即成。

（2）家常公鸡

嫩公鸡 250 g,芹菜 75 g,冬笋 10 g,辣椒 20 g,瘦肉汤 30 g。姜、豆瓣酱、白糖、酱油、醋、食盐、淀粉、味精、植物油各适量。①鸡肉切成小块,用水焯后捞出备用。②芹菜切断,冬笋切细条,辣椒剁碎,姜取其末,淀粉兑成湿粉,取一半和酱油、料酒、醋、盐放入同一碗内拌匀,另一半湿淀粉和白糖、味精、高汤调和成粉芡备用。③植物油入锅加热,先煸鸡块至鸡肉变白,水分将干时,放进冬笋、豆瓣酱、姜等用大火急炒至九成熟。④加入切好的芹菜,略炒一会儿,倒入调好的粉芡,随炒随搅至熟,起锅即成。

（3）黑木耳烧豆腐

豆腐 250 g,水发黑木耳适量,肉丝 50 g,葱、姜、香油、食盐适量,共同烹调做菜。黑木耳对血管硬化、高血压、冠心病等均有治疗作用,还有抗癌作用。而豆腐有降低体内的胆固醇水平的作用。

(4) 糖醋蒜

糖、醋漫泡1个月以上的大蒜瓣若干,每天吃几瓣蒜,可佐餐食,并饮其糖醋汁20 mL,连服1个月,适用于顽固性高血压。

(5) 夏枯草煲猪肉

夏枯草20 g,瘦猪肉50 g(切薄片),文火煲汤,肉烂后调味即可。每日服2次,吃肉饮汤。可清肝热、散郁结、降血压。

99 治疗高血压病有哪些饮食秘方?

(1) 冰糖炖海参

将水发海参50 g炖烂后,加入冰糖,再炖片刻即可。于早饭前空腹服。可补肾益精,养血润燥,降血压。

(2) 天麻煨猪脑

取天麻10 g,切片;猪脑花1个,洗净。均放入砂锅内,加水500 mL,烧开后,以文火炖1 h,喝汤吃猪脑,每日1次,对高血压头痛效佳。

(3) 西瓜皮治高血压

玉米须、西瓜皮、香蕉各适量。将玉米须冲洗净,西瓜皮洗净切块,香蕉去皮后切成块,加入清水4碗同放砂锅内煎至1碗半,加入冰糖调味即可。

(4) 雪羹汤治高血压

海蜇皮、荸荠各适量。海蜇皮洗去盐后切成丝,荸荠洗净去皮及嫩芽后切成片状。一同放入锅内,再加适量清水煮成汤即可食用。

（5）罗布麻叶治高血压

罗布麻叶、山楂、五味子各适量,用开水冲泡后代茶饮。

（6）冬瓜草鱼汤治高血压

冬瓜250～500 g,草鱼200～250 g。将冬瓜去皮之后切成片备用。草鱼去鳞及内脏后洗净,放入素油锅内煎至金黄色,再与冬瓜一起放入沙锅中,加清水适量,煲3～4 h,再加盐、味精各少许调味食服用即可。

（6）何首乌治高血压

何首乌、粳米、大枣各适量。将何首乌放入锅中煮取浓汁后去渣,粳米洗净后与大枣、冰糖一同放入砂锅内煮成粥即可食用。

（7）淡菜松花蛋治高血压

淡菜15 g,松花蛋2个。以火文火淡菜焙干,研成细末,松花蛋去皮切成块状,放于盘中后把淡菜末撒上,加酱油、香油、蒜、醋等调料,拌食即成。

（8）菊楂决明治高血压

菊花、生山楂片、草决明子各适量。将菊花冲洗干净,山楂片洗净,草决明子打碎,同放入锅中加适量的水煎煮后代茶饮。

（9）菊花乌龙治高血压

杭菊花,乌龙茶(或龙井茶)各适量。将杭菊花冲洗干净与乌龙茶一同放入杯中,用滚水冲泡饮用。

（10）苦瓜芹菜治高血压

芹菜、苦瓜各适量。将芹菜去叶后洗净切成丝,苦瓜去瓤后洗净切成丝,然后用素油一起炒食。

100 哪些方法有助于降压?

(1) 天麻洗头液

【方药】 天麻 6 g,薄荷 6 g,白芷 6 g,防风 6 g,菊花 6 g,藁本 6 g,紫苏叶 3 g。

【用法】 水煎去渣,洗头。用于高血压头晕、头痛。

(2) 钩藤浸洗液

【方药】 钩藤 50 g,冰片 5 g。

【用法】 将钩藤切碎,加水适量,煎煮 10 min,过滤取汁,趁热加入研碎的冰片,搅拌使之溶化,待温时浸泡洗脚。

(3) 木瓜归芪洗液

【方药】 木瓜 50 g,当归 50 g,黄芪 50 g,桑枝 50 g,赤芍药 50 g,川芎 50 g,红花 15 g。

【用法】 煎汤取汁,擦洗瘫痪侧肢体,每次 30 分钟,每日 3 次,1 个月为 1 个疗程,连用 2 个疗程。用于高血压脑卒中后半身不遂。

(4) 二枝浸泡液

【方药】 桑树枝 15 g,桑树叶 15 g,茺蔚子 15 g。

【用法】 加水煎至 1.5 L,倒入脚盆中,稍凉后浸泡双脚,约半小时,洗后上床休息。

(5) 吴茱萸醋浸足液

【方药】 吴茱萸 50 g,醋 100 mL。

【用法】 吴茱萸煎汤取汁,再加醋,和匀,浸泡双足。每次 20

分钟,日 2 次,用于肝阳上亢型高血压。

（6）降压膏

【方药】 桃仁 12 g,杏仁 12 g,栀子 3 g,胡椒 7 粒,糯米 14 粒。

【用法】 共捣烂,加鸡蛋 1 个调成糊状,分 3 次用。每晚临睡时,敷贴于足心涌泉穴,白天除去。每日 1 次,每次敷一足,两足交替贴敷,6 次为 1 个疗程,敷药后皮肤会出现青紫色。

（7）吴茱萸饼

【方药】 吴茱萸粉 10 g。

【用法】 用醋调成药饼。敷足心涌泉穴。

（8）萸附蓖麻膏

【方药】 蓖麻仁 50 g,吴茱萸 20 g,附子 20 g。

【用法】 共研细末,加鲜生姜 150 g,共捣如泥,再加冰片 10 g,和匀,调成膏状。每晚贴两脚心涌泉穴,7 日为 1 个疗程。连用 3～4 个疗程。